MEDICAL
ENGLISH
TERMINOLOGY

 西安交通大学 XI'AN JIAOTONG UNIVERSITY 本科"十四五"规划教材

医学英语系列教材

医学英语术语教程

·学生用书·

主编　朱元　张鹏

编者　李莹　范晓晖　石艳蕊

主审 白永权　　总主编 陈向京

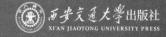

西安交通大学出版社
XI'AN JIAOTONG UNIVERSITY PRESS

Student's Book

图书在版编目（CIP）数据

医学英语术语教程/朱元，张鹏主编. —西安：西安交通大学出版社，
2023.10

ISBN 978-7-5693-3502-6

Ⅰ.①医…　Ⅱ.①朱…　②张…　Ⅲ.①医学—英语—名词术语—高等学
校—教材　Ⅳ.①R-61

中国国家版本馆CIP数据核字（2023）第203200号

医学英语术语教程
YIXUE YINGYU SHUYU JIAOCHENG

主　　编	朱　元　张　鹏
责任编辑	蔡乐芊
责任校对	庞钧颖
封面设计	牟雨彤
插图绘制	桑惜晨

出版发行	西安交通大学出版社
	（西安市兴庆南路1号　邮政编码710048）
网　　址	http://www.xjtupress.com
电　　话	（029）82668357　82667874（市场营销中心)
	（029）82668315（总编办）
传　　真	（029）82668280
印　　刷	陕西奇彩印务有限责任公司

开　　本	787mm×1092mm　1/16　印张　12.75　字数　356千字
版次印次	2023年10月第1版　2023年10月第1次印刷
书　　号	ISBN 978-7-5693-3502-6
定　　价	44.00元

前　言

　　医学英语系列教材是一套依据全新的外语教学理念、全新的内容和全新的表达方式编写而成的医学英语教材。该系列教材以教育部新版《大学英语教学指南》为编写指导思想，供医、药、卫生和护理专业本科生教学使用。

　　全套教材包括《医学英语术语教程》《医学英语阅读教程》和《医学英语视听说教程》三个分册的学生用书和教师用书，共计六本。《医学英语术语教程》可供 36 个学时的教学使用，《医学英语阅读教程》可供 72 个学时的教学使用，《医学英语视听说教程》可供 36 个学时的教学使用。三种教材既自成体系又相互依托，可在教学中单独使用，也可相互组合作为一套系列教材，供 144 个学时的教学使用。

　　全套教材基本按人体解剖系统分章编写，三种教材均各含 15 章，其中 12 章的主题是相同的。

　　《医学英语术语教程》是学习医学英语的基础，通过讲解常见医学构词成分来帮助学生快速扩充医学英语词汇量。该教材为学生学习《医学英语阅读教程》和《医学英语视听说教程》打基础。

　　《医学英语阅读教程》旨在培养和提高学生阅读英语医学教科书的能力。每章有两篇阅读文章，内容覆盖该章所讲人体系统的结构、功能和常见病。每篇文章后都配有相关练习。此外，每章最后还配有含思政元素的补充阅读。

　　《医学英语视听说教程》以提高医学生的医学英语听说能力和医患英语会话技能为宗旨，培养学生理解用英语讲授的医学专业课和用英语进行交流的能力。每章围绕音频或视频材料，设计了丰富多样的视听理解和口语交际活动来提高学生口头表达的能力。

　　在该套教材的编写过程中，我们获得了众多学校的专家、学者的帮助和支持，在此表示衷心感谢。

总主编

1. 编写宗旨

本书为医学英语系列教材中的《医学英语术语教程》分册,供完成了大学基础英语学习的医、药、卫生和护理专业学生使用。本书旨在通过对医学英语词汇中常见的近五百个源自希腊语和拉丁语的构词成分进行讲解和练习,揭示医学英语词汇的特殊性和规律性,引导学生利用科学有效的方法快速扩充词汇量,实现对医学词汇的融会贯通,为进一步学习《医学英语阅读教程》和《医学英语视听说教程》打下坚实的基础。

2. 全书框架

本册教材共分15章,前三章为总论,以构词基础知识为主,介绍医学英语词汇的构词特点及通用的常见前后缀。第4章至第15章为分论,介绍与人体各系统相关的构词成分。每章包括三个核心部分:本系统相关构词成分详解、构词成分汇总表以及中华名医故事。

3. 使用说明

本教材可供36学时的教学使用。

Section A   Combining Forms, Prefixes and Suffixes

1)构词成分的选择:本书重点讲解医学英语词汇中常见的构词成分,其中包括前缀、后缀以及组合形式(combining form)。这些构词成分涉及人体器官名称、疾病名称、药物名称、医疗器件名称和临床检查治疗名称等。

2)构词成分的学习:每章的词汇讲解分为三组,每组介绍十个左右的构词成分。每个构词成分提供两个例词,一个为讲解词,另一个为练习词。讲解词配有英文释义和中文对等词,练习词的英文释义和中文对等词由学生自行给出。例词中如果包含尚未讲解到的构词成分,以注释的形式给出该构词成分的释义。为帮助学生更直观地学习医学词汇，我们给部分词汇配了相关联的图片，目的是以视觉记忆的方式加深对词汇的学习。与此同时，每章医学词汇配有朗读音频，辅助学生正确发音，解决医学词汇发音困难的问题；针对每个构词成分，教师用书中增补了两个术语，方便教师和学生拓展词汇使用。

3）练习：本书练习的设计和编写以强化对构词成分的记忆和应用为目的。在每组构词成分之后都配有两个练习。第一个练习为构词成分的识记练习，要求学生根据构词成分写出释义或是根据释义填写构词成分。第二个练习为应用练习，要求学生对列出的英文术语进行解析。教师用书提供所有练习答案解析。

Section B　Review Sheet

按字母顺序汇总本章讲解的构词成分，方便学生查询、复习和自测。教师用书提供答案解析，方便教师在教学中使用。

Section C　Medical Story

选取与本章内容相关的一位在中国医学发展史上有突出贡献和成就的医学专家，讲述发生在他们身上的故事，激励医学生以医学先辈为楷模，潜心研学，为中国医学发展奋勇前行。学生用书内容涵盖名医名言和名医简介；教师用书提供一篇学生讲述的名医故事（李靖宇和李斐两位助教收集资料并改编），以供参考。

本册主编

Contents ◀

Chapter 1

Introduction to Medical Terminology

Section A Overview of Medical Terminology

What is Medical Terminology?

Medical terminology is a specialized vocabulary used by health-care providers to accurately describe the human body and its associated components, conditions (both healthy and diseased), and processes. Medical terminology applies to many healthcare careers and serves as the foundation for a thorough understanding of other biomedical sciences. Effective medical communication is only possible if the medical terms and their well-defined concepts are understood and used correctly.

The Origins of Medical Terminology

The vocabulary of medicine has its roots deeply embedded in ancient Greek and Latin languages. Many current medical word elements originated as early as the 4th century B.C. when Hippocrates practiced medicine. It is estimated that over seventy-five percent of medical terms originate from these two languages. As a result, it is common to find words with similar meanings coming from different sources. For instance, the Greek word *nephros* means *kidney*. The Latin word *renes* also means *kidney*. The general rule is that Greek-originated words are commonly used to build terms that describe a medical condition, clinical treatment, or diagnostic procedures; while Latin-originated words are used to name anatomical structures or form adjectives. Therefore, *the study of the kidney* is termed with the Greek-based word *nephrology*, while the adjective *pertaining to the kidney* is denoted with the Latin-based word *renal*.

The Features of Medical Terminology

Medical terminology is marked both by its peculiarity and regularity. At first sight, medical terms seem strange and confusing. Most of the terms are longer than ordinary English words. The longest word in the *Oxford English Dictionary* (OED) is the medical term *pneumonoultramicroscopicsilicovolcanokoniosis*（火山灰超细硅粉尘肺）, this is the name of a special form of lung disease caused by the inhalation of very fine silica dust found in volcanoes. Of course, this is just a rare example, but other long terms such as *otorhinolaryngological*（耳鼻喉的）, *psychophysicotherapeutics*（身心疗法）, *thyroparathyroidectomy*（甲状腺甲状旁腺切除术）, and *psychoneurocrinological*（心理神经内分泌的）would be considered as regular medical words.

Apart from the length of medical terms, the size of medical terms is also a daunting figure, not to mention the number of new terms that are coined each year. The 32nd edition of *Dorland's Illustrated Medical Dictionary* contains over 120,000 entries, among which over 5,500 entries are newly added when compared with the 31st edition. Trying to memorize all the important medical terms seems to be an overwhelming task, students will probably end up with a frustrating realization that they are forgetting at a faster rate than they can remember.

Fortunately, medical terminology also has its regularities. Most medical terms are composed of smaller word parts, and certain methods can help with the learning and memorization of the terms by breaking them into their parts. As long as the meaningful word parts are properly understood, students will be able to decipher the meanings of the terms successfully. By learning several hundred medical word elements, students can not only easily memorize the massive size of medical vocabulary, but also unravel the new, unfamiliar terms they will meet in the future.

Section B   Structure of Medical Terms

The Components of Medical Terminology

To understand the meaning of medical words, it is important to learn how to divide them into their basic elements. These word elements include prefixes, suffixes, roots, combining vowels, and combining forms.

Prefix   A prefix is a word element attached to the beginning of a word. Most of the prefixes occurring in medical terms are also found in everyday English. They give such information as location, direction, time, amount, negation, and so on. Prefixes are followed by a hyphen (-) to indicate that they can only appear in the initial positions of the word.

Table 1.1　Examples of Prefixes

Prefix	Meaning	Example
epi-	above	epiderm
pan-	all	pandemic
poly-	many	polyneuritis
uni-	one	unicellular

Suffix　A suffix is a word element that appears at the end of a word. A suffix usually modifies the meaning of the root or indicates its grammatical function. Medical suffixes normally indicate medical procedures, instruments, physiological and pathological conditions, or part of speech. Suffixes are preceded by a hyphen (-) to indicate that they can only appear in the final positions of the word.

Table 1.2　Examples of Suffixes

Suffix	Meaning	Example
-al	pertaining to	dental
-itis	inflammation	dermatitis
-logy	study of	neurology
-pathy	disease	cardiomyopathy

Root　A word root is the basic unit of a medical term that forms its primary meaning. Unlike general English words in which roots can usually stand alone, most roots in medical terms are not free-standing and have to be combined with other word parts. For example, the general English word *stomachache* contains two-free standing roots, *stomach* and *ache*, yet the medical equivalent for stomachache is *gastrodynia*, whose root *gastr* cannot be used alone.

Table 1.3　Examples of Roots

Root	Meaning	Example
gastr	stomach	gastrodynia
neur	nerve	neuroanatomy
psych	mind	psychology
oste	bone	osteoma

Combining vowel　A combining vowel is a vowel attached to the end of a root. This vowel helps to make a medical term easier to pronounce. The combining vowel is often used to link a root with a suffix or to link two roots together. The letter *o* is the most commonly used combining vowel, as is seen in neur*o*logy. Occasionally, *i* can also serve as the combining vowel, as is seen in milli*m*eter.

Combining form   A combining form is a word root plus a combining vowel. The combining form is an important concept in medical terminology because it serves as a basic foundation on which other elements can be added to form a complete word. Most medical terms are formed by joining combining forms with affixes (e.g., neuro·logy 神经学), other combining forms (e.g., neuro·bio·logy 神经生物学), or free words (e.g., neuro·science 神经科学). In this book, we put a slash (/) between the root and combining vowel to indicate combining forms.

Table 1.4   Examples of Combining Forms

Root + Combining Vowel = Combining Form	Example
gastr + o = gastr/o	gastroenterology
neur + o = neur/o	neurology
psych + o = psych/o	psychology
oste + o = oste/o	osteometry

The Understanding of Medical Terms

The basic word components have fixed meanings and appear repeatedly in various combinations. The understanding of a medical term usually starts from the suffix. Once you have identified the suffix, you can then move back to the beginning and finish the rest of the term. For example, if you know the meaning of the combining form *neur/o* is *nerve*, and if you know the suffix *-pathy* means *disease*, then you will quickly understand that the word *neuro·pathy* means *disease of the nerve*.

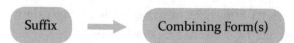

If the term contains a prefix, you can explain the term in the order of "suffix-prefix-combining form(s)". The term *poly·neuro·pathy* can then be explained as *the disease of many nerves*.

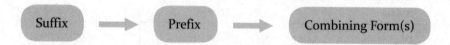

The Omission of the Combining Vowel

The combining vowel is not always present in medical terms. It is omitted if the suffix begins with a vowel. In the term *neur·itis*, the suffix *-itis* (meaning *inflammation*) begins with a vowel, so the combining vowel *o* of the combining form *neur/o* is taken away. Remember, only the combined vowel is taken away, not the vowel in the root. For example, the combined form of bone is *oste/o*, and the inflammation of the bone is *oste·itis*. Notice how the combining vowel *o* is omitted, while the vowel *e*, which is part of the root, is maintained.

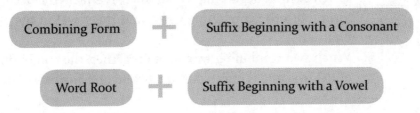

The omission of the combining vowel only applies when the combining form joins with a suffix. When two combining forms join together, however, the combining vowel will be maintained even when the second one begins with a vowel. The term *gastro·entero·logy* contains two combining forms *gastr/o* (meaning *stomach*) and *enter/o* (meaning *intestine*) and one suffix *-logy* (meaning *the study of*). Its meaning is *the study of the stomach and intestine*. Notice how we retain the *o* on *gastr/o* when it precedes with another combining form *enter/o* even though the second combining form also begins with a vowel.

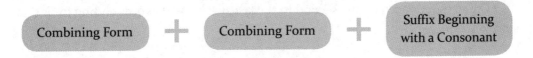

Exercise 1

Fill in the blanks with the terms you have learned in the above passage.

1. The foundation of a term is called _____.
2. The _____ is the word ending that modifies the meaning of the term or indicates its grammatical function.
3. The _____ is the word element added to the beginning of a term.
4. The letter that links a suffix to a root, or a root to another root is called _____.
5. A combining form is a _____ followed by a _____.

Exercise 2

Decide whether each of the following statements is true (T) or false (F). Write T or F in the underlined space in front of each statement.

_____ 1. Medical terminology solely relies on the Greek language for its word stock.

_____ 2. The letter "o" is the only combining vowel used in medical terms.

_____ 3. The understanding of a medical term usually starts from the suffix.

_____ 4. When a suffix beginning with a vowel is attached to a combining form, both the combining vowel and the vowel in the suffix are omitted.

_____ 5. When two combining forms join together, the combining vowel of the first one is omitted if the second one begins with a vowel.

Section C   Pronunciation of Medical Terminology

Stress

Most medical terms contain many syllables. Generally speaking, for multisyllabic (having more than one syllable) vocabulary, the primary stress falls either on the second to the last syllable or on the third to the last syllable. In this book, we use capitalization to indicate primary stress.

The stress is placed on the second to the last syllable with words ending in "ic", "ia", "sion" or "tion".

For example:
cePHAlic   neuRALgia
inCIsion   soLUtion

The stress is placed on the third to the last syllable with words ending in "-cy", "-ty", "-gy", "-ous" or "-al".

For example:
AUtopsy   lumiNOsity   psyCHOlogy
sponTAneous   abDOminal

There are always exceptions to the above rules. However, when pronouncing medical terms, you won't be wrong too far if you place the stress somewhere around the combining vowel or if the combining vowel is omitted, on the initial vowel of the suffix.

For example:
encephaLOpathy   duodeNOstomy
aNEmia   gasTRItis

Sound Omission

There are sound omission rules for certain letter combinations. For some consonant combinations, when they appear at the beginning of a term, the first letter is not pronounced. When they appear in other positions, however, the first letter has the usual pronunciation. For some vowel combinations, only the second vowel is pronounced. For example:

☆ Initial *gn* has the "n" sound as in *gnathitis* [næˈθaɪtɪs], otherwise, it is pronounced as in *prognosis* [prɒɡˈnəʊsɪs].

☆ Initial *mn* has the "n" sound as in *mnemonic* [nɪˈmɒnɪk], otherwise, it is pronounced as in *insomnia* [ɪnˈsɒmnɪə].

☆ Initial *pn* has the "n" sound as in *pneumonia* [njuːˈməʊnɪə], otherwise, it is pronounced as in *hypnosis* [hɪpˈnəʊsɪs].

☆ Initial *ps* has the "s" sound as in *psychology* [saɪˈkɒlədʒɪ], otherwise, it is pronounced as in *lumps* [lʌmps].

☆ Initial *pt* has the "t" sound as in *ptosis* [ˈtəʊsɪs], otherwise, it is pronounced as in *symptom* [ˈsɪmptəm].

☆ For vowel combination *ae* and *oe*, only the second vowel is pronounced, as in *pleurae* [ˈplʊəraɪː] and *roentgen* [ˈrentɡən].

Confusing Sounds

Here are some rules regarding some special sounds that might lead to confusion in pronunciation:

☆ *c* before *a, o, u* and at the final position of a term has the "k" sound, as in *cardiac* [ˈkɑːdɪæk].

☆ *c* before *e* or *i* has the "s" sound, as in *thoracic* [θɔːˈræsɪk].

☆ *ch* has the "k" sound, as in *chronic* [ˈkrɒnɪk].

☆ *dys* has the "dis" sound, as in *dyslexia* [dɪsˈleksɪə].

☆ *g* before *a, o, u* has the "g" sound, as in *gonad* [ˈɡəʊnæd].

☆ *g* before *e* or *i* has the "j" sound, as in *gingivitis* [ˌdʒɪndʒɪˈvaɪtɪs].

☆ *i* at the end of a word to form a plural as the "eye" sound, as in *nuclei* [ˈnjuːklɪaɪ].

☆ *ph* has the "f" sound, as in *phrenic* [ˈfrenɪk].

☆ *rh* and *rrh* have the "r" sound, as in *diarrhea* [ˌdaɪəˈrɪə] and *rhinitis* [raɪˈnaɪtɪs].

☆ *x* at the initial position has the "z" sound, as in *xeroderma* [ˌzɪərəʊˈdɜːmə], otherwise, it sounds like "x" in *larynx* [ˈlærɪŋks].

Exercise 3

Pronounce the following terms. Pay attention to the underlined letter(s).

1. chromosome
2. xenophobia
3. laryngeal
4. laryngotomy
5. thoracic
6. psychiatry
7. pharmacy
8. rheumatic
9. gnathic
10. gastralgia
11. fungi
12. dysphonia

Chapter 2

Suffixes ◀

In medical terms, a suffix is added to the end of a root or a combining form to modify its meaning or indicate grammatical properties. In general English, suffixes mainly indicate the singular and plural forms of a word as well as its part of speech. However, there are many suffixes that are used specifically in medicine to denote certain changes, conditions, or procedures.

Section A   Suffixes

In this section, you will learn three groups of suffixes frequently used in medical English.

Group 1   Common Noun Suffixes

◇ **-ation**   **action** 行为，**state** 状态
　intubation   the insertion of a tube in a body organ 插管术
　hospitalization   _____

◇ **-cian**   **professional, expert** 专家
　pediatrician   a specialist in treating children's illnesses 儿科医生
　　　*Note: **ped**/**o** means child; **iatr**/**o** means treatment.*
　dietician   _____

◇ **-ia**   **abnormal condition** 情况，病态
　neuralgia   pain in the nerve 神经痛 (Figure 2.1)
　　　*Notes: **neur**/**o** means nerve; **-algia** means pain.*

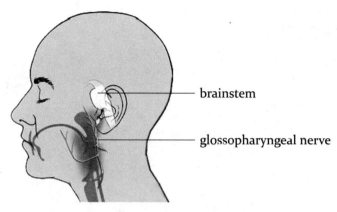

Figure 2.1　Glossopharyngeal（舌与咽的）neuralgia

megalocardia
_____

*Notes: **megal**/o means large; **cardi**/o means heart.*

◇ **-ism**　　　　　　**abnormal state** 异常状态

embolism　　　　　blockage of blood vessel 栓塞 (Figure 2.2)

*Note: **embol**/o means blockage.*

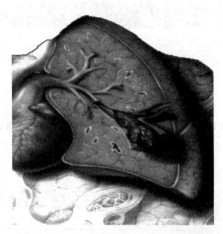

Figure 2.2　Embolism in blood vessels

acidism
_____

◇ **-ist**　　　　　　**expert** 专家

dentist　　　　　　an expert in treating the diseases of teeth 牙科医生

*Note: **dent**/i means tooth.*

pharmacist
_____

*Note: **pharmac**/o means medicine or medication.*

◇ **-ity**　　　　　　　**quality** 性质，**state / condition** 状态

obesity　　　　　the condition of being obese 肥胖症

deformity　　　　_____

◇ **-logy**　　　　　　**the study of** 学科，……学

biology　　　　　the study of living organisms 生物学

　　　*Note: **bi/o** means living things.*

psychology　　　_____

　　　*Note: **psych/o** means mind.*

◇ **-or**　　　　　　　**object or person that performs a certain action** 做……之物或人

erector　　　　　a muscle that maintains the erection of a body part 竖立肌 (Figure 2.3)

　　*Note: **erect** means cause to rise.*

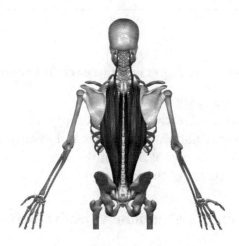

Figure 2.3　Erector spinae

dilator　　　　　_____

◇ **-sis**　　　　　　　**process** 过程，**condition** 状态

centesis　　　　surgical puncture 穿刺术

genesis　　　　_____

◇ **-um**　　　　　　　**structure** 结构，**organ name** 器官名

sternum　　　　breastbone 胸骨

　　*Note: **stern/o** means breastbone, sternum.*

cecum _____

Note: cec/o means blind gut, cecum.

Exercise 1

Write the English meanings of the following suffixes.

1. -cian _____
2. -sis _____
3. -logy _____
4. -or _____
5. -ist _____
6. -ism _____
7. -um _____
8. -ia _____
9. -ity _____
10. -ation _____

Exercise 2

Write out the name of the specialist in each of the following fields.

1. ana·tomy (study of body structure) _____
2. ped·iatr·ics (care and treatment of children) _____
3. radio·logy (use of radiation in diagnosis and treatment) _____
4. orth·odont·ics (correction of the teeth) _____
5. ophthalmo·logy (study of the eyes) _____

Group 2　Common Adjective Suffixes

◇ **-al**　　　　　　**pertaining to** 与……有关的

neural　　　　　pertaining to the nerve 神经的 (Figure 2.4) _____

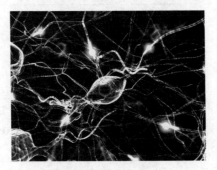

Figure 2.4　Neural pathways

arterial　　　　　　　　_____

    *Note: **arteri**/o means artery.*

◇ **-ar**　　　　　　　　**pertaining to** 与……有关的
muscular　　　　　　　pertaining to the muscle 肌肉的 _____

    *Note: **muscul**/o means muscle.*

venular　　　　　　　_____

    *Note: **venul**/o means small vein.*

◇ **-ary**　　　　　　　　**pertaining to** 与……有关的
biliary　　　　　　　　pertaining to bile, the bile ducts, or the gallbladder 与
胆汁、胆管、胆囊相关的 _____

    *Note: **bil**/i means bile or gall.*

coronary　　　　　　　(Figure 2.5) _____

    *Note: **coron**/o means crown.*

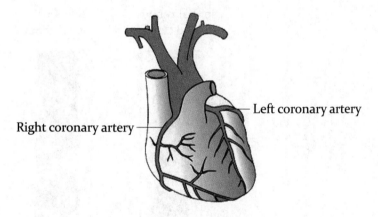

Right coronary artery — 　　　— Left coronary artery

Figure 2.5　Coronary artery

◇ **-eal**　　　　　　　　**pertaining to** 与……有关的
laryngeal　　　　　　pertaining to the larynx 喉部的 _____

    *Note: **laryng**/o means larynx, voice box.*

pharyngeal　　　　　　_____

    *Note: **pharyng**/o means pharynx, throat.*

◇ **-ible**　　　　　　　　**able** 能够，**allowing** 允许
edible　　　　　　　　eatable，suitable to eat 可吃的，可食用的 _____

audible _____

*Note: **audi**/o means hearing.*

◇ **-ic**   **pertaining to** 与……有关的

psychiatric   pertaining to psychiatry 精神病学的

cephalic _____

*Note: **cephal**/o means head.*

◇ **-less**   **without** 没有的

airless   without air 无空气的，不透气的

breathless _____

◇ **-ous**   **pertaining to** 与……有关的，**having the quality of**……样的

venous   pertaining to the veins 静脉的 (Figure 2.6)

*Note: **ven**/o means vein.*

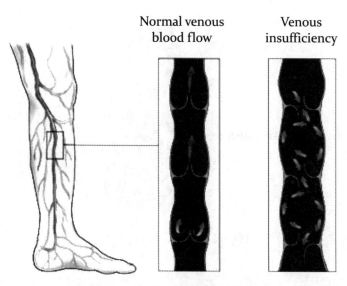

Normal venous blood flow   Venous insufficiency

Figure 2.6   Venous insufficiency

membranous _____

Exercise 3

Write the English meanings for the following suffixes.

1. -ible _____
2. -ary _____

3.　-less _____

4.　-ous _____

5.　-eal _____

Exercise 4

Write out the English and Chinese meanings of the following terms.

1.　sens·ible _____

2.　life·less _____

3.　allerg·ic _____

4.　poison·ous _____

5.　termin·al _____

6.　**reticul**·ar _____

　　*Note: **reticul**/o means net or web.*

7.　**trache**·al _____

　　*Note: **trache**/o means trachea.*

8.　vis·ible _____

9.　**bronchi**·al _____

　　*Note: **bronchi**/o means bronchus.*

10.　numer·ic _____

Group 3　Pathological and Diagnostic Suffixes

◇ **-algia, -dynia**　　　　**pain** 疼痛

neuralgia　　　　pain in the nerve 神经痛 _____

arthralgia _____

　　*Note: **arthr**/o means joint.*

myodynia　　　　pain in the muscle 肌肉疼痛 _____

　　*Note: **my**/o means muscle.*

cephalodynia _____

◇ **-cele**　　　　**hernia** 疝气，**protrusion** 膨出

cecocele　　　　protrusion of the cecum 盲肠膨出 _____

encephalocele　　　　(Figure 2.7) _____

　　*Note: **encephal**/o means brain.*

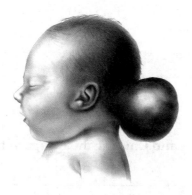

Figure 2.7　Encephalocele

◇ **-itis**　　　　　　　　　　**inflammation** 炎症

arthritis　　　　　　　　　inflammation of the joint 关节炎 _____

enteritis　　　　　　　　_____

　　*Note: **enter**/**o** means intestine.*

◇ **-megaly**　　　　　　　　**enlargement** 增大，肿大

hepatomegaly　　　　　abnormal enlargement of the liver 肝肿大 (Figure 2.8)

　　*Note: **hepat**/**o** means liver.*

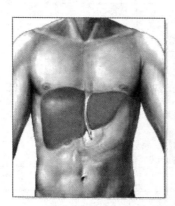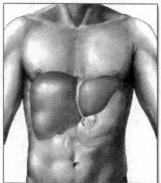

Figure 2.8　Normal liver & Hepatomegaly

splenomegaly　　　　_____

　　*Note: **splen**/**o** means spleen.*

◇ **-osis**　　　　　　　　　**abnormal condition** 异常情况，病症

neurosis　　　　　　　　abnormal condition of the nerve 神经机能病 _____

psychosis　　　　　　　_____

◇ **-pathy**   **disease** 疾病，病痛

adenopathy   disease of a gland 腺病 _____

> Note: **aden**/**o** means gland.

cardiopathy   _____

◇ **-gram**   **record** 记录，**image** 影像

angiogram   an X-ray image of blood vessels 血管造影片 ____

> Note: **angi**/**o** means vessel.

electrocardiogram   _____

> Note: **electr**/**o** means electricity.

◇ **-graph**   **instrument to record** 记录器，描绘器

electromyograph   an instrument to record the electrical waves of

                               muscles 肌电图机 (Figure 2.9) _____

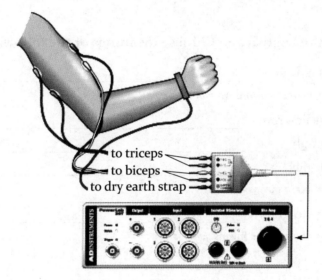

    to triceps
    to biceps
    to dry earth strap

Figure 2.9   Electromyograph

echograph   _____

> Note: **ech**/**o** means the reverberating sound.

◇ **-graphy**   **process of recording** 记录

angiography   process of recording the X-ray image of the blood

                               vessel 血管造影术 _____

radiography   _____

> Note: **radi**/**o** means radiation.

Exercise 5

Write the English meanings of the following suffixes.

1. -graphy _____
2. -osis _____
3. -megaly _____
4. -pathy _____
5. -itis _____
6. -graph _____
7. -algia _____
8. -gram _____
9. -cele _____
10. -dynia _____

Exercise 6

Write out the English and Chinese meanings of the following terms.

1. **gyneco**·pathy _____

   *Note: **gynec**/o means woman or female.*

2. echo·cardio·gram _____

3. angio·graph _____

4. **acro**·megaly _____

   *Note: **acr**/o means extremity.*

5. **cholecysto**·graphy _____

   *Note: **cholecyst**/o means gallbladder.*

6. neur·itis _____

7. **steth**·algia _____

   *Note: **steth**/o means chest.*

8. **uro**·dynia _____

   *Note: **ur**/o means urine.*

9. **pedo**·pathy _____

   *Note: **ped**/o means foot.*

10. **omphalo**·cele _____

    *Note: **omphal**/o means the navel.*

Section B   Review Sheet

No.	Suffix	English and Chinese Meanings
1	-al	
2	-algia, -dynia	
3	-ar	
4	-ary	
5	-ation	
6	-cele	
7	-cian	
8	-eal	
9	-gram	
10	-graph	
11	-graphy	
12	-ia	
13	-ible	
14	-ic	
15	-ism	
16	-ist	
17	-itis	
18	-ity	
19	-less	
20	-logy	
21	-megaly	
22	-or	
23	-osis	
24	-ous	
25	-pathy	
26	-sis	
27	-um	

Chapter 3

Prefixes

Prefixes are placed at the beginning of a word to modify its meaning. Many prefixes can also be found in everyday English vocabulary. However, some prefixes are used specifically in medical terminology, and learning them is an important step in building up medical vocabulary.

Section A   Prefixes

In this section, you will learn three groups of prefixes frequently used in medical English.

Group 1   Prefixes Denoting Negation

◇ **a-, an-** **not, without, lack of** 不，非，无

asymptomatic without symptom 无症状的 _____

   Note: -tic means pertaining to.

asexual _____

anoxia lack of oxygen 缺氧

   Note：ox/i means oxygen.

anemia (Figure 3.1) _____

   Note：-emia means blood, blood condition.

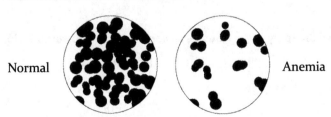

Normal   Anemia

Figure 3.1   Normal blood & Anemia

◇ **anti-**　　　　　　　　**against** 反，抗

anti**coagul**ant　　　　a substance that acts against blood clotting 抗凝血剂

　　Note：coagul/o means clotting.

anti**allerg**ic　　　　　_____

◇ **contra-**　　　　　　　**against** 反对，**opposite** 相反

contra**ception**　　　　against conceiving 避孕

　　Note：-ception means conceiving or pregnancy.

contra**later**al　　　　_____

　　Note：later/o means side.

◇ **counter-**　　　　　　**opposite** 相反

counteract　　　　　　to act in opposition to，to defeat 对抗，抵制

counterbalance　　　　_____

◇ **de-**　　　　　　　　　**down** 向下，**off** 分离，**lack of** 除去

de**hydr**ation　　　　　the process of removing water 脱水

　　Note: hydr/o means water.

decompose　　　　　_____

◇ **dis-**　　　　　　　　**separation** 分离，**away from** 去除

disinfection　　　　　destruction of harmful microorganisms 消毒

dislocation　　　　　(Figure 3.2)_____

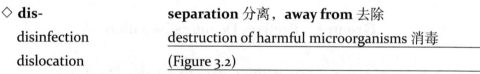

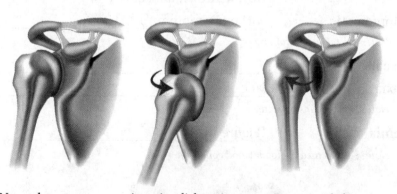

Normal anatomy　　　Anterior dislocation　　　Posterior dislocation

Figure 3.2　Shoulder dislocation

◇ **in-, im-**   **not** 否定，与…相反

insomnia   inability to sleep 失眠
_____

*Note: **somn**/**i** means sleep.*

infertile   _____

immobile   unable to move 不能动的，固定的
_____

immature   _____

◇ **non-**   **not** 非，无，不

nonviable   not capable of living or developing 不能存活的
_____

noninfectious   _____

◇ **un-**   **not, without** 不

unconscious   having no awareness 不省人事的，无意识的
_____

unhealthy   _____

Exercise 1

Write the English meanings of the following prefixes.

1. de-   _____
2. un-   _____
3. contra-   _____
4. im-   _____
5. a-   _____
6. dis-   _____
7. counter-   _____
8. non-   _____
9. anti-   _____

Exercise 2

Write out the English and Chinese meanings of the following terms.

1. an·aerobic   _____
2. de·generative   _____
3. anti·fungal   _____
4. dis·color   _____
5. contra·ceptive   _____

6. a·bacterial _____

7. counter·poison _____

8. non·invasive _____

9. un·filtered _____

10. im·permeable _____

Group 2　Prefixes Denoting Numbers

◇ **bi-, di-**　　　　　　　　　**two** 二

　　bicusp**id**　　　　　　having two points 二尖的 (Figure 3.3)

　　　　*Note: **cusp** means point.*

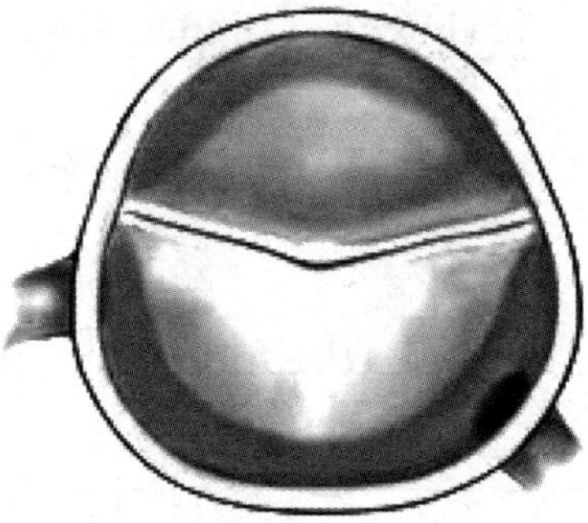

Figure 3.3　Bicuspid valve

　　bilateral　　　　　　_____

　　dicyclic　　　　　　having two rings 双环的 _____

　　di**oxide**　　　　　　_____

　　　　*Note: **-oxide** means oxygen compound.*

◇ **centi-**　　　　　　　　**one hundredth** 百分之一

　　centimeter　　　　　one hundredth of a meter 厘米 _____

　　centiliter　　　　　_____

◇ **deca-**　　　　　　　　**ten** 十

　　decameter　　　　　ten meters 十米 _____

　　decagram　　　　　_____

◇ **deci-**　　　　　　　　**one tenth** 十分之一

　　decimeter　　　　　one tenth of a meter 分米 _____

　　decibel　　　　　_____

◇ **hecto-**　　　　　　　　**one hundred** 一百
　hectoliter　　　　　　　one hundred liters 百升 _____
　hecto**watt**　　　　　　　_____

　　　Note: **watt** *means the standard measure of electrical power.*

◇ **kilo-**　　　　　　　　　**one thousand** 一千
　kilogram　　　　　　　　one thousand grams 千克 _____
　kilometer　　　　　　　　_____

◇ **milli-**　　　　　　　　**one thousandth** 千分之一
　milliampere　　　　　　　one thousandth of an ampere 毫安 _____
　milligram　　　　　　　　_____

◇ **mono-, uni-**　　　　　**one** 单，一
　monocellular　　　　　　pertaining to one cell 单细胞的 _____
　mon**ocul**ar　　　　　　　_____

　　　Note: **ocul**/**o** *means eye.*

　unilateral　　　　　　　　pertaining to one side 单边的 _____
　uni**nucle**ar　　　　　　　_____

　　　Note: **nucle**/**o** *means nucleus.*

◇ **hemi-, semi-**　　　　　**half** 半，**partial** 部分
　hemi**sphere**　　　　　　one half of a sphere 半球，either half of the brain（大脑的）半球 (Figure 3.4)

　　　Note: **sphere** *means a round-shaped object.*

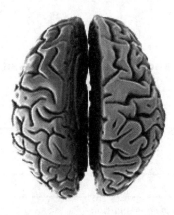

Figure 3.4　Left and right cerebral hemispheres

hemiplegia _____

Note: *-plegia means paralysis.*

semilunar shaped like a half moon 半月的 _____

Note: *lunar means pertaining to the moon.*

semiautomatic _____

◇ **tri-** **three** 三

triad a group of three associated entities or objects 三联 _____

triceps _____

Note: *-ceps means muscular point or head.*

Exercise 3

Match the following prefixes with their meanings. Write the corresponding letter in the underlined space before each prefix.

		Prefix	Meaning
_____	1.	di-	A. ten
_____	2.	deca-	B. one tenth
_____	3.	tri-	C. one
_____	4.	deci-	D. one thousandth
_____	5.	semi-	E. half, partial
_____	6.	hecto-	F. one thousand
_____	7.	mono-	G. one hundred
_____	8.	milli-	H. three
_____	9.	kilo-	I. two
_____	10.	centi-	J. one hundredth

Exercise 4

Write out the English and Chinese meanings of the following terms.

1. centi·gram _____

2. hecto·meter _____

3. kilo·watt _____

4. mono·atomic _____

5. hemi·an·opia _____

   Note: *-opia means vision condition.*

6. tri·plet _____

7.　milli·second _____

8.　deci·liter _____

9.　deca·**gon** _____

　　　Note: -**gon** means a figure having a certain number of angles.

10.　di·chloride _____

Group 3　Prefixes Denoting Locations and Directions

◇ **ab-**　　　　　　　　　　　**away from** 偏，离开

　　abduction　　　　　　the act of drawing away from the midline of the body 外展

　　　Note: **duct** means lead or carry.

　　abarticular _____

　　　Note: **articul/o** means joint.

◇ **ad-**　　　　　　　　　　　**toward** 向

　　adduction　　　　　　the movement of the parts of the body towards the

　　　　　　　　　　　　midline 内收 (Figure 3.5)

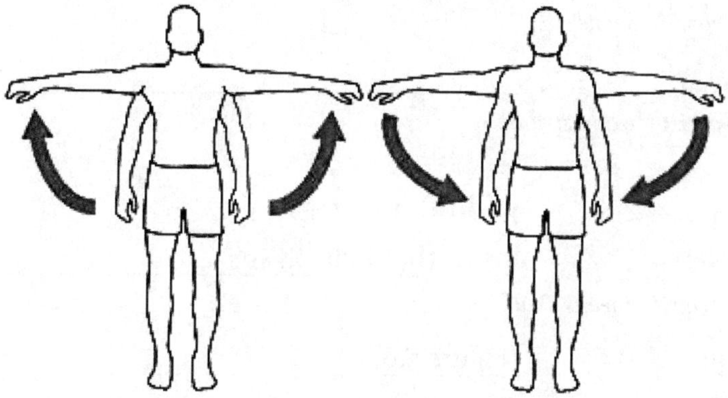

　　　　Abduction　　　　　　　　Adduction

Figure 3.5　Abduction and adduction

adneural _____

◇ **circum-**　　　　　　　　**around** 周围，**surrounding** 围绕

　　circum**or**al　　　　　　around or surrounding the mouth 口周的

　　　Note: **or/o** means mouth.

　　circum**an**al _____

　　　Note: **an/o** means anus.

◇ **dia-**   **through** 通过，**complete** 完全

     dia**therm**al   pertaining to the heat that can pass through the tissue 透热的

     *Note: **therm**/o means heat.*

     dia**lysis**

     *Note: -**lysis** means breakdown, separation or destruction.*

◇ **epi-**   **above** 上面

     epi**dermis**   the outer layer of the skin 表皮

     *Note: **dermis** means skin.*

     epicardium

◇ **extra-**   **out, outside** 外

     extracellular   outside a cell 细胞外的

     extracardiac

◇ **inter-**   **between** 间，中间

     inter**cost**al   between two ribs 肋间的

     *Note: **cost**/o means rib.*

     inter**atri**al

     *Note: **atri**/o means atrium.*

◇ **intra-**   **within, inside** 内

     intra**crani**al   inside the skull 颅内的

     *Note: **crani**/o means skull.*

     intravenous   (Figure 3.6)

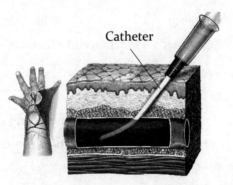

Catheter

Figure 3.6   Intravenous injection

◇ **per-**　　　　　　　　**through** 通过

　per**nas**al　　　　　performed through the nose 经鼻的 (Figure 3.7)

　　　*Note: **nas**/**o** means nose.*

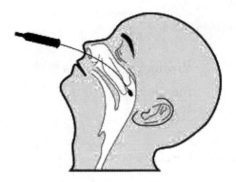

Figure 3.7　Pernasal

per**cutane**ous

　　　*Note: **cutane**/**o** means skin.*

◇ **peri-**　　　　　　　**around, surrounding** 周围

　peri**oste**um　　　　a thick, fibrous vascular membrane surrounding the
　　　　　　　　　　　bones 骨膜 (Figure 3.8)

　　　*Note: **oste**/**o** means bone.*

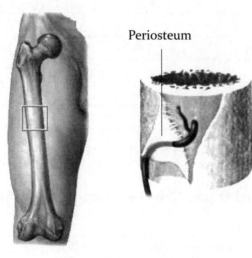

Periosteum

Figure 3.8　Periosteum

peri**odon**tal

　　　*Note: **odont**/**o** means tooth.*

◇ **sub-**   **below** 下，**lower than** 次于

   sub**lingu**al   below the tongue 舌下的 _____

         Note: **lingu**/o *means tongue.*

   sub**dur**al   _____

         Note: **dur**/o *means dura mater.*

◇ **trans-**   **through** 经；**across** 横跨……

   transfer   the moving of something from one place to another 转移 _____

   trans**urethr**al   _____

         Note: **urethr**/o *means urethra.*

Exercise 5

Write the English meanings of the following prefixes.

1. ad- _____
2. ab- _____
3. inter- _____
4. trans- _____
5. sub- _____
6. intra- _____
7. dia- _____
8. per- _____
9. circum- _____
10. extra- _____
11. epi- _____

Exercise 6

Write out the English and Chinese meanings of the following terms.

1. inter·**vertebr**·al _____

         Note: **vertebr**/o *means vertebra.*

2. ad·**ren**al _____

         Note: **ren**/o *means kidney.*

3. intra·muscular

4. dia·**rrhea** _____

*Note: -**rrhea** means flow, discharge.*

5. per·meable   _____

6. extra·ocul·ar   _____

7. circum·duction   _____

8. sub·cutane·ous   _____

9. trans·**derm**·al   _____

*Note: **derm**/o means skin.*

10. ab·normality   _____

11. epi·gastr·ic   _____

Section B Review Sheet

No.	Prefix	English and Chinese Meanings
1	a-, an	
2	ab-	
3	ad-	
4	anti-	
5	bi-, di-	
6	centi-	
7	circum-	
8	contra-	
9	counter-	
10	de-	
11	deca-	
12	deci-	
13	dia-	
14	dis-	
15	epi-	
16	extra-	
17	hemi-, semi-	
18	hecto-	
19	im-, in-	
20	inter-	
21	intra-	

No.	Prefix	English and Chinese Meanings
22	kilo-	
23	milli-	
24	mono-, uni-	
25	non-	
26	per-	
27	peri-	
28	sub-	
29	trans-	
30	tri-	
31	un-	

Chapter 4

Skeletal System

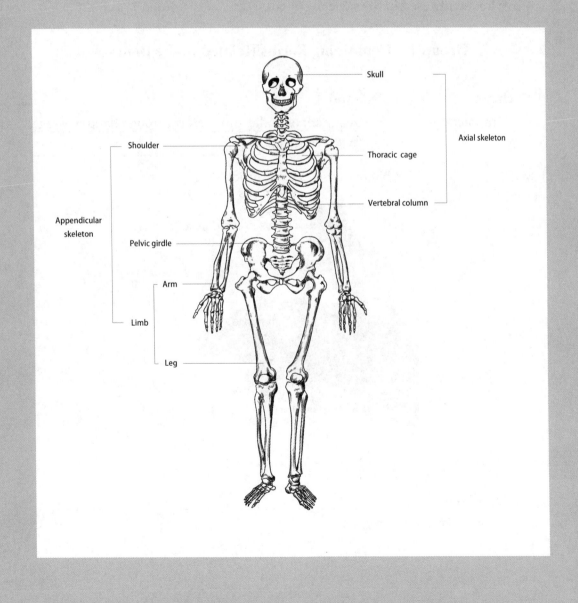

The skeletal system includes bones, ligaments, tendons and joints. The human skeleton can be divided into two parts: the axial skeleton (80 bones) and the appendicular skeleton (126 bones).

The skeleton provides support and gives shape to the body and protects the brain and internal organs. It also helps in maintaining homeostasis by storing calcium and other minerals in the bones. What's more, bone marrow participates in blood cell formation (hematopoiesis) by producing blood cells.

Section A   Combining Forms, Prefixes, and Suffixes

In this section, you will learn three groups of combining forms, prefixes, and suffixes frequently used in the skeletal system.

Group 1   Combining Forms Related to the Bones

◇ **chir/o**   **hand** 手

chiropractic   treatment of bodily discomfort through hand massage
                            按摩疗法 (Figure 4.1)

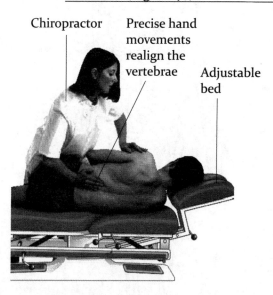

Chiropractor   Precise hand movements realign the vertebrae   Adjustable bed

Figure 4.1   Chiropractic

chiro**plasty**

*Note: -**plasty** means surgical repair.*

◇ **cost/o**　　　　　　　　**rib** 肋骨

costochondral　　　　　pertaining to the cartilage of the rib 肋骨软骨的 _____

costo**pneumo**pexy　　_____

　　Note: **pneum**/o *means lung;* **-pexy** *means surgical fixation.*

◇ **crani/o**　　　　　　　**cranium, skull** 颅骨

cranio**meter**　　　　　an instrument for measuring the skull 颅骨测量器

　　　　　　　　　　　　(Figure 4.2) _____

　　Note: **-meter** *means instrument for measuring.*

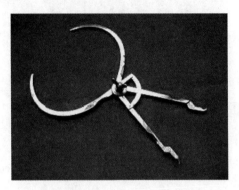

Figure 4.2　Craniometer

cranio**cerebr**al　　　_____

　　Note: **cerebr**/o *means cerebrum.*

◇ **dactyl/o**　　　　　　**finger** 指头 **, toe** 趾头

dactylogram　　　　　the record of the finger, fingerprint 指纹

dactylomegaly　　　　_____

◇ **lumb/o**　　　　　　　**lower back** 腰

lumbo**abdomin**al　　　pertaining to the lower back and abdomen 腰腹的

　　Note: **abdomin**/o *means abdomen.*

lumbodynia　　　　　_____

◇ **myel/o**　　　　　　　**spinal cord** 脊髓 **, bone marrow** 骨髓

myelitis　　　　　　　inflammation of the spinal cord or the bone marrow

　　　　　　　　　　　　脊髓炎，骨髓炎

myelopathy　　　　　_____

◇ **oste/o**   **bone** 骨

osteoarthritis   inflammation of the bone and joint 骨关节炎 (Figure 4.3)

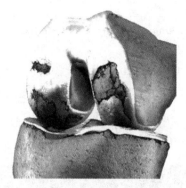

Figure 4.3   Knee osteoarthritis

osteo**cyte**   _____

     Note: _-cyte means cell._

◇ **ped/o**   **foot** 足，**child** 儿童

pedograph   an instrument to record footprint 拓足仪

pedopathy   _____

pediatrics   the branch of medicine that deals with the treatment of children's illnesses 儿科

pedodontia   _____

◇ **pod/o**   **foot** 足

pododynia   pain in the feet 足痛，脚痛

podology   _____

◇ **rachi/o**   **spinal column** 脊柱，椎管

rachio**tome**   an instrument for cutting into the spinal column 椎管刀

     Note: _-tome means instrument for cutting._

rachio**centesis**   _____

     Note: _-centesis means surgical puncture._

◇ **spondyl/o, vertebr/o**   **vertebra** 脊椎

spondyloarthropathy   disease of the vertebral joint 脊椎关节病

spondylo**lysis**   _____

     Note: _-lysis means loosening or separation._

| vertebrocostal | pertaining to a vertebra and a rib 椎肋骨的 |
| vertebroplasty | _____ |

Exercise 1

Match the following combining forms with their meanings. Write the corresponding letter in the underlined space before each combining form.

	Combining Form		Meaning
_____	1.	pod/o	A. lower back
_____	2.	oste/o	B. vertebra
_____	3.	ped/o	C. spinal column
_____	4.	chir/o	D. child, foot
_____	5.	rachi/o	E. rib
_____	6.	crani/o	F. spinal cord, bone marrow
_____	7.	spondyl/o	G. foot
_____	8.	cost/o	H. hand
_____	9.	lumb/o	I. cranium, skull
_____	10.	myel/o	J. bone

Exercise 2

Write out the English and Chinese meanings of the following terms.

1.　rachio·tomy _____

2.　chiro·pod·algia _____

3.　osteo·sarc·oma _____

4.　lumbo·costal _____

5.　spondylo·malacia _____

6.　myelo·dys·plasia _____

7.　intra·cranial _____

8.　circum·costal _____

9.　pre·vertebr·al _____

10.　pedo·meter _____

Group 2　Combining Forms Related to the Joint

◇ **arthr/o**　　　　**joint** 关节

arthro**scope**　　an instrument for viewing into the joint 关节镜

Note: -scope means instrument for viewing.

arthrocentesis _____

◇ **burs/o**   **bursa** 黏液囊

burso**lith**   stone in the bursa 黏液囊石

> Note: **-lith** means stone or calculus.

burso**tomy**   _____

> Notes: **-tomy** means surgical incision.

◇ **chondr/o**   **cartilage** 软骨

chondromalacia   softening of the cartilage 软骨软化 (Figure 4.4)

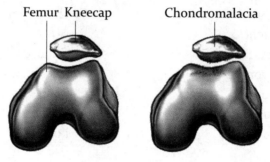

Femur Kneecap   Chondromalacia

Figure 4.4   Chondromalacia of the knee joint

chondroadenoma   _____

◇ **disk/o**   **disc** 盘，**intervertebral disc** 椎间盘

diskoscope   an instrument to view the intervertebral disc 椎间盘镜

diskospondylitis   _____

◇ **fibr/o**   **fiber** 纤维

fibroscope   an endoscope using optic fiber to transmit images 纤
                     维镜 (Figure 4.5)

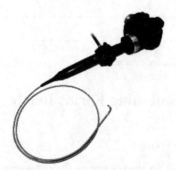

Figure 4.5   Bronchial fibroscope

fibrosis

◇ **ligament/o**　　　　　**ligament** 韧带
ligamentopexy　　　　surgical fixation of the ligament 韧带固定术
ligamentotomy

◇ **menisc/o**　　　　　**meniscus** 半月板，**a crescent-shaped structure** 半月状结构

meniscocyte　　　　　a sickle cell, or a crescent-shaped cell 镰状红细胞，新月形红细胞

meniscotome

◇ **synovi/o**　　　　　**synovial membrane or synovial fluid** 滑囊膜，滑囊液
synoviocyte　　　　　a cell of the synovial fluid 滑膜细胞
synovio**sarcoma**

　　*Note: -**sarcoma** means malignant tumor.*

◇ **ten/o, tendin/o, tend/o tendon** 肌腱 (Figure 4.6)

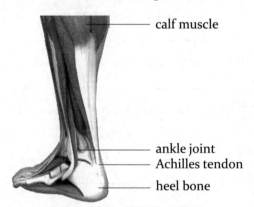

　　　　　　　　　　　　　　　　　— calf muscle

　　　　　　　　　　　　　　　— ankle joint
　　　　　　　　　　　　　　　— Achilles tendon
　　　　　　　　　　　　　　　— heel bone

Figure 4.6　Achilles tendon

tenodynia　　　　　　pain in a tendon 腱痛
tenomyoplasty
tendinopathy　　　　disease of the tendon 肌腱病
tendolysis

Exercise 3

Write the combining forms of the following words. Some words have more than one combining form.

1. disc _____
2. bursa _____
3. fiber _____
4. cartilage _____
5. meniscus _____
6. ligament _____
7. joint _____
8. synovial fluid _____
9. tendon _____

Exercise 4

Write out the English and Chinese meanings of the following terms.

1. arthro·pathy _____
2. fibr·oma _____
3. chondro·sarcoma _____
4. burso·centesis _____
5. menisco·rrhexis _____
6. synovi·oma _____
7. tendon·ectomy _____
8. ligament·ous _____
9. menisco·pexy _____
10. disco·graphy _____

Group 3　Suffixes and Prefixes Related to the Skeletal System

◇ **-blast**　　　　　　**embryonic cell 胚细胞, forming cell 成……细胞**
osteoblast　　　　　bone forming cell 成骨细胞
chondroblast　　　　_____

◇ **-clasia, -clasis**　　　**breaking** 破裂，破坏

arthroclasia　　　　surgical breaking of a joint 关节活动术

cytoclasis　　　　　_____

◇ **-clast**　　　　　　**a cell or an instrument that breaks** 破……细胞，折断……工具

osteoclast　　　　　a cell that breaks the bone 破骨细胞；an instrument for breaking the bone 折骨器

chondroclast　　　　_____

◇ **-desis**　　　　　**surgical binding** 固定术，**fusion** 融合术

spondylodesis　　　surgical fusion of the vertebrae 脊柱制动术 (Figure 4.7)

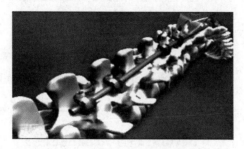

Figure 4.7　Spondylodesis

pleurodesis　　　　_____

　　Note: **pleur**/**o** means pleura.

◇ **-listhesis**　　　　**displacement** 脱位，**slipping** 滑脱

spondylolisthesis　slipping of a vertebra 椎体滑脱

anterolisthesis　　_____

　　Note: **anter**/**o** means front, forward.

◇ **-porosis**　　　　**hole or cavity formation** 空洞形成，**loosening** 疏松

osteoporosis　　　formation of small holes in the bones 骨质疏松

dermatoporosis　　_____

◇ **-physis**　　　　**growth, growing** 生长

symphysis　　　　growing together(骨) 联合 (Figure 4.8)

　　Note: **sym**- means together, with.

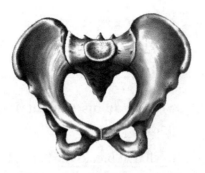

Figure 4.8   Pubic symphysis

diaphysis

◇ **-schisis**   **fissure, split** 开裂
rachischisis   fissure of the spinal column 脊柱裂
anoschisis   _____

◇ **amphi-**   **on both sides** 两边，**both** 两者
amphiarthrosis   a joint that moves in both ways 微动关节
amphicentric   _____

◇ **meta-**   **beyond** 超过，**change** 改变
meta**carp**al   bones beyond the wrist, palm bones 掌骨 (Figure 4.9)

Note: ***carp**/o means wrist bone.*

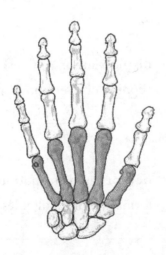

Figure 4.9   Metacarpals

meta**tarsal** _____

> Note: **tars/o** means ankle bone.

metamorphosis   change of structure or shape 变形 _____

metabolism   _____

Exercise 5

Write the English meanings of the following suffixes or prefixes.

1. meta- _____

2. -schisis _____

3. -clast _____

4. amphi- _____

5. -desis _____

6. -listhesis _____

7. -porosis _____

8. -clasia _____

9. -blast _____

10. -physis _____

Exercise 6

Write out the English and Chinese meanings of the following terms.

1. amphi·bian _____

2. chondro·porosis _____

3. arthro·desis _____

4. pre·spondylo·listhesis _____

5. cephalo·clast _____

6. neuro·blast _____

7. epi·physis _____

8. meta·stasis _____

9. spondylo·schisis _____

10. peri·odonto·clasia _____

Section B   Review Sheet

No.	Combining Form	English and Chinese Meanings
1	arthr/o	
2	burs/o	
3	chir/o	
4	chondr/o	
5	cost/o	
6	crani/o	
7	disk/o	
8	dactyl/o	
9	fibr/o	
10	ligament/o	
11	lumb/o	
12	menisc/o	
13	myel/o	
14	oste/o	
15	ped/o	
16	pod/o	
17	rachi/o	
18	spondyl/o, vertebr/o	
19	synovi/o	
20	ten/o, tend/o, tendin/o	

No.	Suffix and Prefix	English and Chinese Meanings
1	-blast	
2	-clasia, -clasis	
3	-clast	
4	-desis	
5	-listhesis	
6	-physis	
7	-porosis	
8	-schisis	

No.	Suffix and Prefix	English and Chinese Meanings
9	amphi-	
10	meta-	

Section C　Medical Story

> I am not a conformist, nor a follower of fashionable surgical and medical procedures.
>
> （我的医疗观点既不因循守旧，也不盲目采纳时髦的手术及医疗方法。）
>
> —Meng Jimao（孟继懋）

Meng Jimao (1897–1980), an outstanding osteologist and orthopedic pioneer in China, made great achievements in the diagnosis of cranial tuberculosis, surgical treatment of old shoulder dislocation, and Meng's osteotomy—a surgical procedure pioneered by him in the treatment of femur neck fractures. He also proposed "non-invasive techniques" and "no-touch techniques" in orthopedic treatment. Please make a brief presentation about one of his stories and share with your classmates how his stories inspired you.

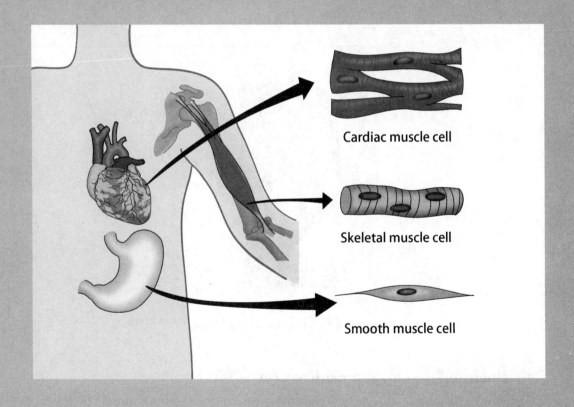

Cardiac muscle cell

Skeletal muscle cell

Smooth muscle cell

The muscular system consists of 639 muscles that can flex, contract and stretch to perform a variety of body movements. There are three types of muscles: skeletal muscle, smooth muscle, and cardiac muscle.

Apart from producing movements, muscle performs other important functions for the body: rendering stability, maintaining posture, and generating heat.

Section A   Combining Forms, Prefixes, and Suffixes

In this section, you will learn three groups of combining forms and suffixes frequently used in the muscular system.

Group 1   Combining Forms Related to the Muscle

◇ **fasci/o**   **fascia** 筋膜 (Figure 5.1)

fasciodesis   surgical binding of a fascia to skeletal attachment 筋膜固定术 _____

fasciogram   _____

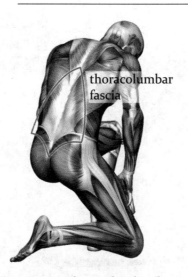

thoracolumbar fascia

Figure 5.1   Thoracolumbar fascia

◇ **leiomy/o**   **smooth muscle** 平滑肌

leiomyoma   a benign tumor derived from smooth muscle 平滑肌瘤

leiomyosarcoma   _____

◇ **my/o**　　　　　　**muscle** 肌肉

myoblast　　　　　an embryonic muscle cell 成肌细胞

myodynia　　　　　_____

◇ **myocardi/o, cardiomy/o heart muscle** 心肌

myocarditis　　　　inflammation of the heart muscle 心肌炎

cardiomyopathy　　_____

◇ **myx/o**　　　　　**mucus** 粘液

myxocyte　　　　　a cell of mucous tissue 粘液细胞

myxoadenoma　　　_____

◇ **rhabd/o**　　　　**rod-shaped** 杆状的

rhabdoid　　　　　resembling a rod 杆状的

rhabdomyolysis　　_____

◇ **sarc/o**　　　　　**flesh** 肉

sarcoma　　　　　a malignant fleshy tumor arising from connective

　　　　　　　　tissues 肉瘤

sarco**phagy**　　　_____

　　　*Note: **phag**/o means eating, swallowing.*

◇ **sphincter/o**　　　**sphincter** 括约肌

sphincterometry　　process of measuring the sphincter 括约肌测量

sphincteroplasty　　_____

◇ **troph/o**　　　　　**nourishment** 营养

trophocyte　　　　a nutritive cell 营养细胞

atrophy　　　　　(Figure 5.2)

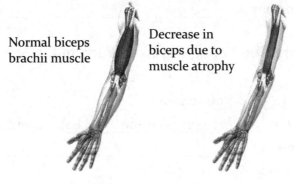

Normal biceps brachii muscle　　Decrease in biceps due to muscle atrophy

Figure 5.2　Atrophy

Exercise 1

Match the following combining forms with their meanings. Write the corresponding letter in the underlined space before each combining form.

Combining Form	Meaning
_____ 1. fasci/o	A. muscle
_____ 2. leiomy/o	B. mucus
_____ 3. my/o	C. rod-shaped
_____ 4. myocardi/o	D. nourishment
_____ 5. myx/o ·	E. sphincter
_____ 6. rhabd/o	F. flesh
_____ 7. sarc/o	G. fascia
_____ 8. sphincter/o	H. smooth muscle
_____ 9. troph/o	I. heart muscle

Exercise 2

Write out the English and Chinese meanings of the following terms.

1. fascio·**rrhaphy** _____

   Note: -**rrhaphy** means surgical suture.

2. myxo·**cyst**·oma _____

   Note: **cyst**/o means sac, bladder.

3. sarco·**plasm** _____

   Note: -**plasm** means material forming cells or tissue.

4. leiomyo·fibr·oma _____

5. tropho·therapy _____

6. myo·cyte _____

7. rhabdo·my·oma _____

8. intra·myocardi·al _____

9. sphinctero·tomy _____

Group 2   More Combining Forms Related to the Muscular System

◇ **abdomen/o**   **abdomen** 腹部

abdominocentesis   surgical puncture into the abdomen 腹腔穿刺 (Figure 5.3)

abdomino**scopy** _____

   Note: -**scopy** means the process of viewing.

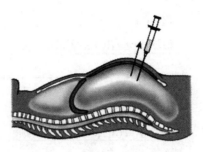

Figure 5.3   Abdominocentesis

◇ **acr/o**   **extremity** 肢端

acromegaly   abnormal enlargement of extremities 肢端肥大症 _____

acrodynia   _____

◇ **axill/o**   **armpit** 腋窝

axillo**femor**al   pertaining to the arteries in the armpit and the femur
                                腋股动脉的 _____

*Note: **femor**/o means femur.*

axillo**poplit**eal   _____

*Note: **poplit**/o means the back of the knee.*

◇ **brachi/o**   **arm** 臂

brachial   pertaining to the arm 臂的 _____

brachiocarpal   _____

◇ **bucc/o**   **cheek** 面颊

buccofacial   pertaining to the cheek and the face 面颊的 _____

buccolingual   _____

◇ **cephal/o**   **head** 头

cephalo**caud**ad   from head to tail 从头至尾 _____

*Note: **caud**/o means tail. **-ad** means toward.*

cephalodynia   _____

◇ **cervic/o**   **neck** 颈

cervicobrachial   pertaining to the neck and the arm 颈臂的 _____

cervicobuccal   _____

◇ **faci/o**   **face** 面

facioplegia   facial paralysis 面瘫 _____

facioplasty   _____

◇ **inguin/o**   **groin** 腹股沟

inguinodynia   pain in the groin 腹股沟痛 _____

subinguinal   _____

◇ **lingu/o, gloss/o**   **tongue** 舌

sublingual   beneath the tongue 舌下的 (Figure 5.4)

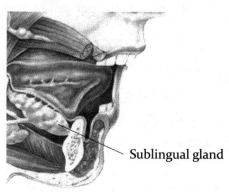

Figure 5.4   Sublingual gland

linguofacial   _____

glossitis   inflammation of the tongue 舌炎 _____

glossectomy   _____

◇ **somat/o**   **body** 身体

somatocyte   cells of the body 体细胞 _____

somatology   _____

Exercise 3

Write the combining forms of the following words. Some words have more than one combining form.

1. abdomen _____
2. extremity _____
3. armpit _____
4. arm _____
5. cheek _____

6. neck _____
7. face _____
8. groin _____
9. tongue _____
10. body _____
11. head _____

Exercise 4

Write out the English and Chinese meanings of the following terms.

1. acro·paralysis _____
2. sub·axill·ary _____
3. brachi·algia _____
4. bucco·pharyng·eal _____
5. cervico·dynia _____
6. facio·lingu·al _____
7. inguino·cele _____
8. denti·lingu·al _____
9. glosso·tomy _____
10. somato·psych·ic _____
11. abdomin·algia _____

Group 3　Suffixes Related to the Muscular System

◇ **-ceps**   **muscular point or head** 头

biceps   a muscle having two heads or two points of attachment
二头肌 (Figure 5.5)

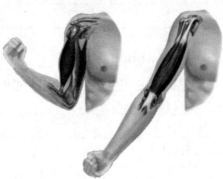

Figure 5.5 Biceps

quadriceps _____

*Note: **quadri**- means four.*

◇ **-kinesia, -kinesis**　**movement** 运动

hyperkinesia　abnormally increased movement 运动过度，运动机能亢进 _____

akinesis _____

◇ **-lysis**　**breaking down** 溶解

myolysis　breaking down of the muscle 肌溶解 _____

hemolysis　(Figure 5.6) _____

*Note: **hem**/o means blood.*

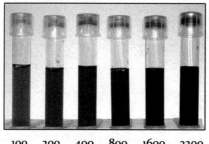

HI 100　200　400　800　1600　3200
Visual Mild Mod Severe ⟶

Figure 5.6　Hemolysis

◇ **-meter**　**instrument for measuring** 测量仪

thermometer　an instrument for measuring temperature 温度计 _____

radiometer _____

◇ **-metry**　**process of measuring** 测量法

calorimetry　process of measuring the caloric value 热量测定 _____

oximetry _____

◇ **-oid**　**resembling** 像

deltoid　(the large muscle) resembling a triangle in shape 三角肌的 (Figure 5.7) _____

spheroid _____

*Note: **spher**/o means sphere, ball.*

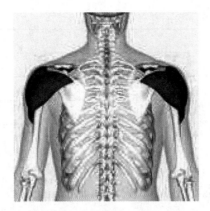

Figure 5.7   Deltoid muscle

◇ **-plasty**   **surgical repair** 成形术

rhinoplasty   surgical repair of the nose 鼻成形术 _____

neuroplasty   _____

◇ **-rrhaphy**   **surgical suture** 缝合术

myorrhaphy   surgical suture of the muscle 肌缝合术 _____

sphincterorrhaphy   _____

◇ **-spasm**   **involuntary contraction** 痉挛

myospasm   involuntary contraction of the muscle 肌肉痉挛 _____

angiospasm   _____

◇ **-tonia**   **tone, pressure** 张力

atonia   lack of normal muscle tone 张力缺乏 _____

dystonia   _____

*Note: **dys**- means bad, difficult or abnormal.*

Exercise 5

Write the English meanings of the following suffixes.

1.   -ceps   _____
2.   -kinesia, -kinesis   _____
3.   -lysis   _____
4.   -oid   _____
5.   -tonia   _____

6. -plasty _____

7. -spasm _____

8. -meter _____

9. -metry _____

10. -rrhaphy _____

Exercise 6

Write out the English and Chinese meanings of the following terms.

1. tri·ceps _____

2. dys·kinesia _____

3. **eu**·kinesis _____

    Note: **eu**- means good, normal.

4. **lipo**·lysis _____

    Note: **lip/o** means fat.

5. fibr·oid _____

6. **iso**·tonia _____

    Note: **is/o** means equal, same.

7. arthro·plasty _____

8. entero·spasm _____

9. sphero·meter _____

10. hemo·cyto·metry _____

11. **hernio**·rrhaphy _____

    Note: **herni/o** means hernia.

Section B   Review Sheet

No.	Combining Form	English and Chinese Meanings
1	abdomen/o	
2	acr/o	
3	axill/o	
4	brachi/o	
5	bucc/o	
6	cardiomy/o, myocardi/o	

No.	Combining Form	English and Chinese Meanings
7	cephal/o	
8	cervic/o	
9	faci/o	
10	fasci/o	
11	gloss/o, lingu/o	
12	inguin/o	
13	leiomy/o	
14	my/o	
15	myx/o	
16	rhabd/o	
17	sarc/o	
18	somat/o	
19	sphincter/o	
20	troph/o	

No.	Suffix	English and Chinese Meanings
1	-ceps	
2	-kinesia, -kinesis	
3	-lysis	
4	-meter	
5	-metry	
6	-oid	
7	-plasty	
8	-rrhaphy	
9	-spasm	
10	-tonia	

Section C   Medical Story

Aspiring Chinese scientists should unleash their talent in China if they do not want to depend on others.

（有理想有抱负的中国科学家，如不愿寄人篱下，要自己创业，英雄用武之地在中国。）

—Feng Depei（冯德培）

Feng Depei (1907–1995), a renowned physiologist and neurobiologist, was a pioneer of neuromuscular physiological research in China. He has made important achievements in the energetics of muscle and nerve, the physiology of neuromuscular junction, and the trophic interrelationship between nerve and muscle. He discovered the increase of the resting heat production of muscle on passive stretch, which was called "Feng's effect" in the international physiological community and has left a mark in the history of science. Please make a brief presentation about one of his stories and share with your classmates how his stories inspired you.

Chapter 6

Digestive System

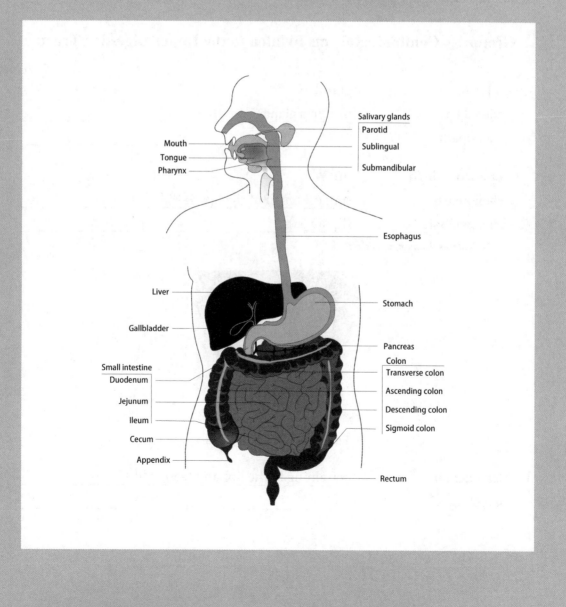

The digestive system consists of a digestive tract and several accessory organs. The digestive tract, a muscular tube extending from the mouth to the anus, includes the mouth, pharynx, esophagus, stomach, small intestine (the duodenum, jejunum, and ileum), large intestine (the cecum, colon, and rectum), and anus. The accessory organs are the teeth, tongue, salivary glands, liver, gallbladder, and pancreas.

The digestive system has four major functions, namely, ingestion, digestion, absorption, and elimination (defecation).

Section A   Combining Forms, Prefixes, and Suffixes

In this section, you will learn three groups of combining forms and suffixes frequently used in the digestive system.

Group 1   Combining Forms Related to the Upper Digestive Tract

◇ **aden/o**   **gland** 腺
  adenalgia   pain in a gland 腺痛 _____

  adenopathy   _____

◇ **cheil/o, labi/o**   **lip** 唇
  cheiloplasty   surgical repair of the lips 唇成形术 _____

  cheilo**schisis**   (Figure 6.1) _____

   Note: -**schisis** means cleft.

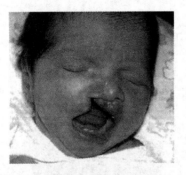

Figure 6.1   Cheiloschisis

  labiodental   pertaining to the lips and teeth 唇齿的 _____

  labiolingual   _____

◇ **dent/i, odont/o**   **tooth** 牙

dentist   a person who is qualified to treat diseases of teeth 牙科
医生

dent**icle**   _____

Note: -cle means smallness.

orthodontist   a dental surgeon who specializes in correcting teeth
口腔正畸医师

Note: orth/o means straight, upright, or correct.

periodontal   _____

◇ **duoden/o**   **duodenum** 十二指肠

duodenectomy   excision of the duodenum 十二指肠切除术
duodenogram   _____

◇ **enter/o**   **intestine** 肠

enterospasm   involuntary contraction of the intestines 肠痉挛
enterology   _____

◇ **esophag/o**   **esophagus** 食管，食道

esophagoscope   an instrument for viewing the esophagus 食管镜 (Figure 6.2)
esophagoplasty   _____

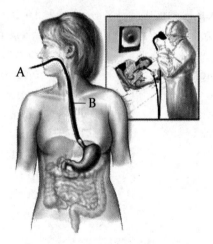

Figure 6.2   Esophagoscope
A. Esophagoscope   B. Esophagus

◇ **gastr/o**   **stomach** 胃

gastrocele   protrusion of the stomach 胃膨出 _____

gastroenteritis   _____

◇ **ile/o**   **ileum** 回肠

ileorrhaphy   surgical suture of the ileum 回肠缝合术 _____

ileotomy   _____

◇ **jejun/o**   **jejunum** 空肠

jejunopexy   surgical fixation of the jejunum 空肠固定术 _____

jejunorrhaphy   _____

◇ **or/o, stomat/o**   **mouth** 口

orolingual   pertaining to the mouth and tongue 口舌的 _____

oronasal   _____

stomatitis   inflammation of the oral mucosa 口（腔黏膜）炎 ____

stomatology   _____

Exercise 1

Match the following combining forms with their meanings. Write the corresponding letter in the underlined space before each combining form.

	Combining Form		Meaning
_____	1. odont/o	A.	intestine
_____	2. duoden/o	B.	mouth
_____	3. esophag/o	C.	jejunum
_____	4. gastr/o	D.	ileum
_____	5. cheil/o	E.	stomach
_____	6. enter/o	F.	gland
_____	7. ile/o	G.	duodenum
_____	8. aden/o	H.	lip
_____	9. jejun/o	I.	tooth
_____	10. or/o	J.	esophagus

Exercise 2

Write out the English and Chinese meanings of the following terms.

1. adeno·cyte _____
2. cheilo·tomy _____
3. labio·nasal _____
4. denti·form _____
5. odonto·pathy _____
6. duodeno·lysis _____
7. entero·gram _____
8. esophago·logy _____
9. gastro·megaly _____
10. ileo·stomy _____
11. jejun·itis _____
12. oro·mandibul·ar _____
13. stomato·plasty _____

Group 2   Combining Forms Related to the Lower Digestive Tract

◇ **append/o, appendic/o   appendix** 阑尾

appendectomy	surgical removal of the appendix 阑尾切除术
appendotome	_____
appendicocele	protrusion of the appendix 阑尾疝
appendicitis	(Figure 6.3)

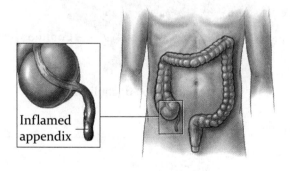

Inflamed appendix

Figure 6.3   Appendicitis

◇ **cec/o** **cecum** 盲肠

cecoptosis downward displacement of the cecum 盲肠下垂 _____

   *Note: -**ptosis** means downward displacement.*

cecocele _____

◇ **chol/e** **bile** 胆汁

chol**emesis** vomiting of bile 胆汁呕出 _____

   *Note: -**emesis** means vomiting.*

chole**stasis** _____

   *Note: -**stasis** means stoppage, control.*

◇ **cholangi/o** **bile vessel, bile duct** 胆管

cholangiography process of recording the image of the bile ducts 胆管
造影术 _____

cholangioadenoma _____

◇ **cholecyst/o** **gallbladder** 胆囊

cholecystectomy surgical removal of the gallbladder 胆囊切除术 _____

cholecystitis _____

◇ **choledoch/o** **common bile duct** 胆总管

choledocho**lithiasis** the formation of stones in the common bile duct 胆总
管结石病 (Figure 6.4) _____

   *Note: -**lithiasis** means the formation of stones.*

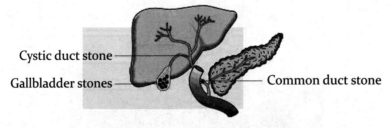

Cystic duct stone

Gallbladder stones

Common duct stone

Figure 6.4 Choledocholithiasis

choledochotomy _____

◇ **col/o, colon/o** **colon** 结肠

colectomy excision of the colon 结肠切除术 _____

coloileal

colonopathy · disease or disorder of the colon 结肠病

colonoscope

◇ **hepat/o** · **liver** 肝

hepatocyte · a liver cell　肝细胞

hepatomegaly

◇ **pancreat/o** · **pancreas** 胰腺

pancreatitis · inflammation of the pancreas 胰腺炎 (Figure 6.5)

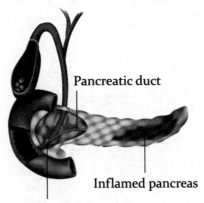

Pancreatic duct

Inflamed pancreas

Gallstone blocks pancreatic duct

Figure 6.5　Pancreatitis

pancreatolysis

◇ **proct/o** · **anus and rectum** 肛门直肠，肛肠

proctology · the study of the rectum and anus 肛肠病学

proctoscopy

◇ **rect/o** · **rectum** 直肠

rectocele · protrusion of the rectum 直肠膨出，脱肛

rectocolitis

◇ **sigmoid/o** · **sigmoid colon** 乙状结肠

sigmoidoscopy · process of viewing the sigmoid colon 乙状结肠镜检

sigmoidostomy

Exercise 3

Write the combining forms of the following words. Some words have more than one combining form.

1. anus and rectum _____
2. cecum _____
3. rectum _____
4. pancreas _____
5. gallbladder _____
6. appendix _____
7. sigmoid colon _____
8. bile vessel _____
9. colon _____
10. liver _____
11. common bile duct _____
12. bile _____

Exercise 4

Write out the English and Chinese meanings of the following terms.

1. appendico·lysis _____
2. ceco·rrhaphy _____
3. cholangio·stomy _____
4. cholecysto·ptosis _____
5. choledocho·gram _____
6. colo·centesis _____
7. colon·algia _____
8. hepat·oma _____
9. pancreato·tomy _____
10. procto·plasty _____
11. recto·pexy _____
12. sigmoido·tomy _____

Group 3   More Combining Forms and Suffixes Related to the Digestive System

◇ **amyl/o**   **starch** 淀粉
  amyloid   resembling starch 淀粉状的 _____
  amylogenesis   _____

◇ **glyc/o, gluc/o**   **sugar, glucose** 糖，葡萄糖
  hyperglycemia   increased amount of glucose in the blood 高血糖
  glyco**penia**   _____

  *Note: **-penia** means deficiency or abnormal reduction in number.*

  glucogenesis   the formation of glucose 葡萄糖生成 _____
  glucometer   (Figure 6.6) _____

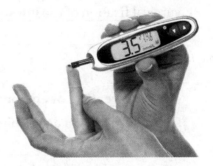

Figure 6.6   Glucometer

◇ **lip/o**   **fat** 脂肪
  lipoma   a benign tumor of fatty tissue 脂肪瘤 _____
  lipoprotein   _____

◇ **phag/o**   **eating, swallowing** 吞噬
  dysphagia   difficulty in swallowing 吞咽困难 _____
  polyphagia   _____

◇ **-ase**   **enzyme** 酶
  amylase   an enzyme to digest starch 淀粉酶 _____
  lipase   _____

◇ **-ectomy**   **excision, removal** 切除术

adenectomy   surgical removal of a gland 腺切除术 _____

gastrectomy   _____

◇ **-orexia**   **appetite** 食欲

anorexia   lack of appetite for food 厌食，神经性厌食症 _____

hyperorexia   _____

◇ **-pepsia**   **digestion** 消化

eupepsia   good digestion 消化（功能）正常 _____

*Note: **eu-** means good, normal.*

apepsia   _____

◇ **-pexy**   **surgical fixation** 固定术

enteropexy   surgical fixation of the intestine 肠固定术 _____

nephropexy   _____

*Note: **nephr/o** means kidney.*

◇ **-stomy**   **surgical creation of an opening** 造口术，吻合术

gastrostomy   surgical creation of an opening into the stomach 胃造口术 (Figure 6.7) _____

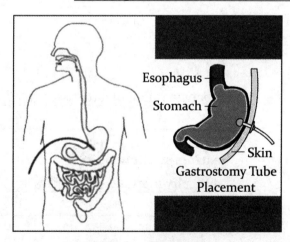

Figure 6.7   Gastrostomy

colostomy   _____

◇ **-tomy**   **incision** 切开术

myotomy   surgical incision into the muscle 肌切开术 _____

arthrotomy   _____

Exercise 5

Write the English meanings of the following combining forms and suffixes.

1. gluc/o   _____
2. -ase   _____
3. phag/o   _____
4. lip/o   _____
5. -tomy   _____
6. -pexy   _____
7. amyl/o   _____
8. -ectomy   _____
9. -orexia   _____
10. -pepsia   _____
11. -stomy   _____

Exercise 6

Write out the English and Chinese meanings of the following terms.

1. amylo·rrhea   _____
2. glyco·sial·ia _____
3. gluco·genic   _____
4. lipo·cyte   _____
5. phago·phobia   _____
6. nucle·ase   _____
7. neur·ectomy   _____
8. dys·pepsia   _____
9. procto·pexy   _____
10. ileo·stomy   _____
11. tonsillo·tomy _____

Section B   Review Sheet

No.	Combining Form	English and Chinese Meanings
1	aden/o	
2	amyl/o	
3	append/o, appendic/o	
4	cec/o	
5	cheil/o, labi/o	
6	chol/e	
7	cholangi/o	
8	cholecyst/o	
9	choledoch/o	
10	col/o, colon/o	
11	dent/i, odont/o	
12	duoden/o	
13	enter/o	
14	esophag/o	
15	gastr/o	
16	glyc/o, gluc/o	
17	hepat/o	
18	ile/o	
19	jejun/o	
20	lip/o	
21	or/o, stomat/o	
22	pancreat/o	
23	phag/o	
24	proct/o	
25	rect/o	
26	sigmoid/o	

No.	Suffix	English and Chinese Meanings
1	-ase	
2	-ectomy	
3	-orexia	
4	-pepsia	
5	-pexy	
6	-stomy	
7	-tomy	

Section C　Medical Story

You can never be too careful with a patient.

（诊治患者要"如临深渊、如履薄冰"。)

—Zhang Xiaoqian（张孝骞）

Zhang Xiaoqian (1897–1987), a pioneer of gastroenterology in China, devoted his whole life to clinical medicine and health education. He played a leading role in the research on human blood volume, gastric secretion function, peptic ulcer, abdominal tuberculosis, and ulcerative colitis, laying the foundation for the development of gastroenterology in China. Please make a brief presentation about one of his stories and share with your classmates how his stories inspired you.

Chapter 7

Cardiovascular System

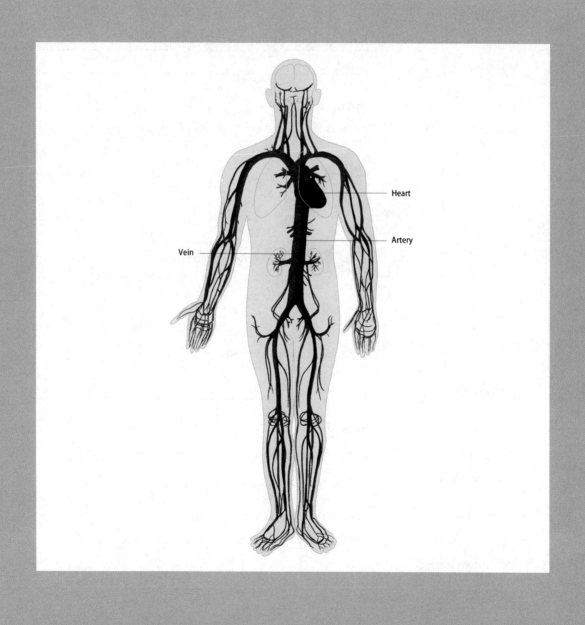

The cardiovascular system includes the heart, blood vessels, and blood. The function of the system is to bring oxygen and other essential elements to the cells throughout the body and carry away wastes.

Section A   Combining Forms, Prefixes and Suffixes

In this section, you will learn three groups of combining forms, prefixes, and suffixes frequently used in the cardiovascular system.

Group 1   Combining Forms Related to the Heart and Blood Vessels

◇ **angi/o**   **vessel** 管
angiosclerosis   hardening of blood vessels 血管硬化
angioma   _____

◇ **aort/o**   **aorta** 主动脉
aortostenosis   narrowing of the aorta 主动脉狭窄 (Figure 7.1)

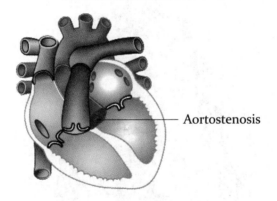

— Aortostenosis

Figure 7.1   Aortostenosis

aortogram   _____

◇ **arteri/o**   **artery** 动脉
arteriocerebral   pertaining to the artery and the cerebrum 脑动脉的
arteriomalacia   _____

◇ **arteriol/o**   **arteriole, small artery** 小动脉
arteriolospasm   involuntary contraction of small arteries 小动脉痉挛
arteriolosclerosis   _____

◇ **atri/o**   **atrium**（心）房

atriomegaly   abnormal enlargement of the atrium 心房肥大

atriostenosis   _____

◇ **cardi/o**   **heart** 心脏

cardiology   the study of the heart 心脏病学

cardiopathy   _____

◇ **pericardi/o**   **pericardium** 心包

pericardiocentesis   puncture into the pericardial cavity 心包穿刺 (Figure 7.2)

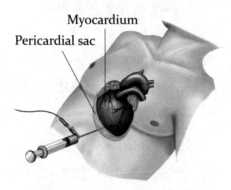

Myocardium

Pericardial sac

Figure 7.2   Pericardiocentesis

pericarditis   _____

◇ **phleb/o, ven/o**   **vein** 静脉

phlebitis   inflammation of a vein 静脉炎

phlebotomy   _____

intravenous   inside / within a vein 静脉内的

venospasm   _____

◇ **sept/o**   **septum** 中隔

septoplasty   surgical repair of the septum 中隔成形术

septotomy   _____

◇ **valvul/o**   **valve** 瓣，瓣膜

valvulopathy   disease of the valve 瓣膜病 (Figure 7.3)

valvulotome   _____

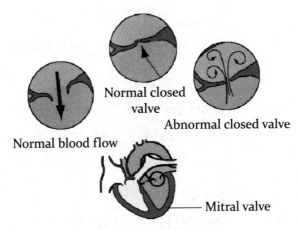

Normal blood flow

Normal closed valve

Abnormal closed valve

Mitral valve

Figure 7.3　Valvulopathy

◇ **ventricul/o**　　　　　**ventricle** 室（心室，脑室）

ventriculography　　　process of recording the ventricle 心（或脑）室造影术

atrioventricular　　　_____

◇ **venul/o**　　　　　　**small vein** 小静脉

venulopathy　　　　　disease of small veins 小静脉疾病

venulitis　　　　　　_____

Exercise 1

Match the following combining forms with their meanings. Write the corresponding letter in the underlined space before each combining form.

	Combining Form	Meaning
_____ 1.	aort/o	A. atrium
_____ 2.	cardi/o	B. artery
_____ 3.	arteri/o	C. small artery
_____ 4.	venul/o	D. valve
_____ 5.	pericardi/o	E. vein
_____ 6.	phleb/o,ven/o	F. aorta
_____ 7.	ventricul/o	G. septum
_____ 8.	angi/o	H. pericardium
_____ 9.	valvul/o	I. vessel
_____ 10.	arteriol/o	J. heart
_____ 11.	atri/o	K. small vein
_____ 12.	sept/o	L. ventricle

Exercise 2

Write out the English and Chinese meanings of the following terms.

1. aort·algia _____
2. arteri·ectomy _____
3. cardio·myo·pathy _____
4. angio·rrhaphy _____
5. septo·nasal _____
6. ventriculo·myo·tomy _____
7. pericardio·stomy _____
8. phlebo·sclerosis _____
9. atrio·septo·plasty _____
10. venul·ar _____

Group 2　Combining Forms Related to the Blood

◇ **cyt/o**　　　　　　**cell** 细胞

cytology　　　　　　the study of the cells 细胞学

cyto**cide**　　　　　_____

　　Note: -cide means an agent that kills.

◇ **electr/o**　　　　　**electricity** 电

electrocardiogram　　the record of the electric activity of the heart 心电图

electrosurgery　　　_____

◇ **erythr/o**　　　　　**red** 红色

erythrocyte　　　　　red blood cell 红细胞 (Figure 7.4)

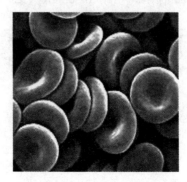

Figure 7.4　Erythrocytes

erythroblast

_____

◇ **granul/o** **granule** 颗粒体
granulocyte granular cell 粒细胞 _____
granuloma _____

◇ **hem/o, hemat/o** **blood** 血
hemolysis breaking down of blood cells 血细胞溶解 _____
hemoglobin _____

    Note: **-globin** means globe-shaped protein.

hematology the study of blood 血液学 _____
hematopathy _____

◇ **kary/o, nucle/o** **nucleus** 核
karyotype nucleus type 核型，染色体组型 _____
megakaryocyte _____

    Note: **mega-** means large.

nucleoanalysis analysis of nucleus 核分析 _____
nucleoid _____

◇ **leuk/o** **white** 白色
leukocyte white blood cell 白细胞 (Figure 7.5) _____

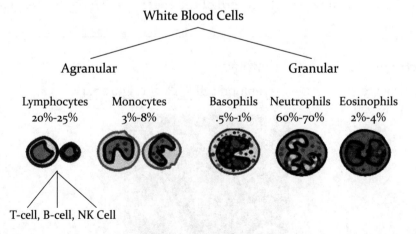

Figure 7.5 Leukocytes

leukoderma _____

◇ **morph/o**   **shape** 形态
morphology   the study of the shape 形态学 _____
dysmorphic   _____

◇ **sider/o**   **iron** 铁
sideropenia   deficiency of iron 铁质缺乏 _____
siderophil   _____

◇ **sphygm/o**   **pulse** 脉搏
sphygmomanometer   an instrument for measuring blood pressure 血压计 _____
          (Figure 7.6)

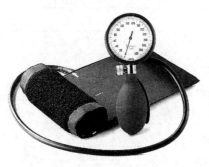

Figure 7.6   Sphygmomanometer

sphygmograph   _____

◇ **thromb/o**   **thrombus, blood clot** 血栓
thrombosis   the condition of blood clot formation 血栓形成 _____
thrombo**lytic**   _____

*Note: -**lytic** means pertaining to destruction.*

Exercise 3

Write the combining forms of the following words. Some words have more than one combining form.

1. blood   _____
2. nucleus   _____
3. cell   _____
4. blood clot   _____
5. iron   _____
6. red   _____
7. granule   _____

8. white   _____

9. shape   _____

10. pulse   _____

11. electricity   _____

Exercise 4

Write out the English and Chinese meanings of the following terms.

1. karyo·clasis   _____

2. thromb·ectomy   _____

3. cyto·genesis   _____

4. hemat·oma   _____

5. erythro·cyto·lysis   _____

6. leuko·cyto·penia   _____

7. sphygmo·cardio·graph   _____

8. sidero·cyte   _____

9. morpho·cyto·logy   _____

10. granulo·cyto·pathy   _____

Group 3　Suffixes and Prefixes Related to the Cardiovascular System

◇ **-cytosis**   **slight increase of cells** 细胞增多

erythrocytosis   slight increase of the red blood cells 红细胞增多症

leukocytosis   _____

◇ **-emia**   **abnormal blood condition** 血液疾病，血症

anemia   lack of blood cells 贫血

leukemia   (Figure 7.7)

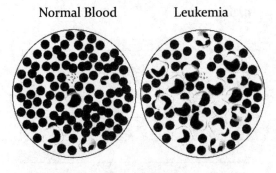

Normal Blood   Leukemia

Figure 7.7   Normal blood & Leukemia

◇ **-malacia**　　　　　　　**softening** 软化

osteomalacia　　　　　　softening of the bones 骨软化

craniomalacia　　　　　　_____

◇ **-penia**　　　　　　　　**deficiency** 减少，缺乏

hemocytopenia　　　　　deficiency of blood cells 血细胞缺乏

granulopenia　　　　　　_____

◇ **-phil**　　　　　　　　　**having an affinity for** 亲，嗜

neutrophil　　　　　　　having an affinity for neutral dyes 嗜中性的

basophil　　　　　　　　_____

    Note: **bas**/**o** _means base, opposite of acid._

◇ **-rrhage, -rrhagia**　　　**bleeding** 出血，流血

hemorrhage　　　　　　bleeding 出血

splenorrhagia　　　　　_____

◇ **-sclerosis**　　　　　　　**hardening** 硬化

dermatosclerosis　　　　hardening of the skin 硬皮病

arteriosclerosis　　　　（Figure 7.8）

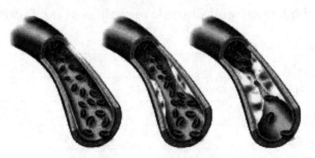

Figure 7.8　Arteriosclerosis

◇ **-stasis**　　　　　　　　**stoppage, control** 停滞

hemostasis　　　　　　　the stoppage of bleeding 止血

bacteriostasis　　　　　_____

◇ **brady-**　　　　　　　　**slow** 徐缓

bradycardia　　　　　　slow heart beat 心动徐缓

bradysphygmia　　　　　_____

◇ **tachy-**   **fast, rapid** 急促，过速

   tachypnea   rapid breathing 呼吸急促 _____

   tachycardia   _____

Exercise 5

Write the English meanings of the following suffixes and prefixes.

1. -malacia   _____
2. -phil   _____
3. -penia   _____
4. -stasis   _____
5. brady-   _____
6. -cytosis   _____
7. -sclerosis   _____
8. -rrhage, -rrhagia   _____
9. -emia   _____
10. tachy-   _____

Exercise 6

Write out the English and Chinese meanings of the following terms.

1. acido·phil   _____
2. fungi·stasis   _____
3. angio·malacia   _____
4. mono·cytosis   _____
5. bacter·emia   _____
6. broncho·rrhagia   _____
7. adeno·sclerosis   _____
8. thrombo·cyto·penia   _____
9. tachy·a·rrhythmia   _____
10. brady·a·rrhythmia   _____

Section C　Review Sheet

No.	Combining Form	English and Chinese Meanings
1	angi/o	
2	aort/o	
3	arteri/o	
4	arteriol/o	
5	atri/o	
6	cardi/o	
7	cyt/o	
8	electr/o	
9	erythr/o	
10	granul/o	
11	hem/o, hemat/o	
12	kary/o, nucle/o	
13	leuk/o	
14	morph/o	
15	pericardi/o	
16	phleb/o, ven/o	
17	sept/o	
18	sider/o	
19	sphygm/o	
20	thromb/o	
21	valvul/o	
22	ventricul/o	
23	venul/o	

No.	Suffix and Prefix	English and Chinese Meanings
1	-cytosis	
2	-emia	
3	-malacia	
4	-penia	
5	-phil	

No.	Suffix and Prefix	English and Chinese Meanings
6	-rrhage, -rrhagia	
7	-sclerosis	
8	-stasis	
9	brady-	
10	tachy-	

Section C   Medical Story

New knowledge comes from diligence.

Creativity originates from deep thinking.

Success arises from solid work.

（勤学获新知，深思萌创意，实干出成果。）

—Chen Haozhu（陈灏珠）

Chen Haozhu (1924–2020), one of the founders of modern cardiology in China, played a leading role in the treatment of cardiovascular and cerebrovascular diseases. He was the first to adopt the term "myocardial infarction" in China, which brought accuracy to the understanding of the disease. Please make a brief presentation about one of his stories and share with your classmates how his stories inspired you.

Chapter 8

Respiratory System

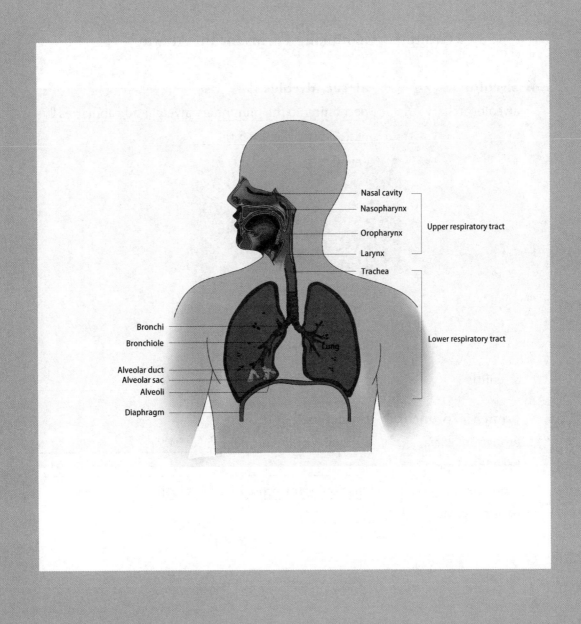

The respiratory system can be divided into two sections—the upper and lower respiratory tracts. The upper section comprises the nose, pharynx (throat), and larynx (the voice box). The lower respiratory tract is composed of the trachea (windpipe), bronchi, and lungs.

The respiratory system is mainly responsible for the exchange of oxygen and carbon dioxide between the atmosphere and body cells, which is called respiration.

Section A Combining Forms, Prefixes, and Suffixes

In this section, you will learn three groups of combining forms and suffixes frequently used in the respiratory system.

Group 1 Combining Forms for the Airway

◇ **alveol/o**　　　　　　**air sac, alveolus** 肺泡

alveolocapillary　　　　pertaining to the pulmonary alveoli and capillaries 肺泡毛细管的 (Figure 8.1)

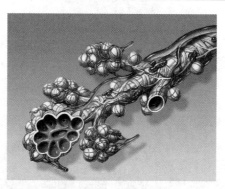

Figure 8.1　Alveolocapillary network

alveolitis　　　　　　　_____

◇ **bronch/o, bronchi/o**　**bronchus** 支气管

bronchomalacia　　　　softening of the bronchi 支气管软化

bronchoscopy　　　　　_____

bronchiectasia　　　　　dilation of the bronchi 支气管扩张

peribronchial　　　　　_____

◇ **bronchiol/o**   **bronchiole, small bronchus** 细支气管

bronchiolitis   inflammation of bronchioles 细支气管炎

bronchioloalveolar   _____

◇ **epiglott/o**   **epiglottis** 会厌

epiglottitis   inflammation of the epiglottis 会厌炎

epiglotto**edema**   _____

      Note: -**edema** means swelling due to fluid accumulation.

◇ **laryng/o**   **larynx** 喉

laryngostomy   surgical creation of an opening into the larynx 喉造口术

laryngocentesis   _____

◇ **mediastin/o**   **mediastinum** 纵隔膜

mediastinoscopy   process of viewing the mediastinum 纵隔镜检查术

intramediastinal   _____

◇ **palat/o**   **palate** 腭

palatoschisis   congenital fissure of the palate 腭裂

palatoplasty   _____

◇ **pharyng/o**   **pharynx** 咽

pharyngitis   inflammation of the pharynx 咽炎

pharyngospasm   _____

◇ **rhin/o**   **nose** 鼻

rhinitis   inflammation of the nose 鼻炎

rhinoplasty   _____

◇ **trache/o**   **trachea** 气管

tracheoscope   an instrument for viewing the trachea 气管镜

tracheostenosis   (Figure 8.2)

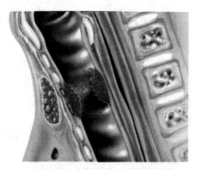

Figure 8.2　Tracheostenosis

Exercise 1

Match the following combining forms with their meanings. Write the corresponding letter in the underlined space before each combining form.

	Combining Form	Meaning
_____	1. alveol/o	A. bronchus
_____	2. bronchiol/o	B. larynx
_____	3. bronch/o	C. mediastinum
_____	4. epiglott/o	D. air sac
_____	5. laryng/o	E. pharynx
_____	6. mediastin/o	F. nose
_____	7. palat/o	G. bronchiole
_____	8. pharyng/o	H. epiglottis
_____	9. rhin/o	I. trachea
_____	10. trache/o	J. palate

Exercise 2

Write out the English and Chinese meanings of the following terms.

1. alveol·ar　_____

2. bronchiol·ectasis　_____

3. broncho·rrhagia　_____

4. epiglott·ectomy　_____

5. laryngo·scopy　_____

6. pericardio·mediastin·itis　_____

7. palato·rrhaphy　_____

8. pharyngo·laryng·eal　_____

9. rhino·rrhea　_____

10. tracheo·stomy　_____

Group 2   Combining Forms Related to Breathing

◇ **atel/o**   **incomplete** 不完全

atelectasia   incomplete expansion of a lung 肺膨胀不全，肺不张

atelocardia

◇ **coni/o**   **dust** 尘

pneumoconiosis   deposition of large amounts of dust in the lungs 尘肺
                                (Figure 8.3)

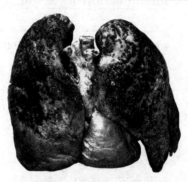

Figure 8.3   Pneumoconiosis

coniophage

◇ **lob/o**   **lobe** 叶

lobectomy   surgical removal of a lobe of the lung 肺叶切除术

lobopod

◇ **orth/o**   **straight** 正，直

orthopnea   breathing difficulty that can only be relieved in an
                                upright position 端坐呼吸

orthodontia   (Figure 8.4)

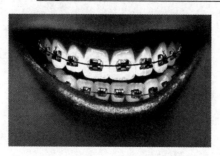

Figure 8.4   Orthodontia

◇ **ox/i**   **oxygen** 氧

oxidation   the process of a substance combining with oxygen 氧化

oximeter   _____

◇ **phren/o**   **diaphragm** 膈，横膈膜

phrenoptosis   downward displacement of the diaphragm 膈下垂

phrenalgia   _____

◇ **pneumon/o, pneum/o**   **air** 气，**lung** 肺

pneumonia   inflammation of the lung 肺炎

pneumonopathy   _____

pneumothorax   a collection of air in the pleural space 气胸 (Figure 8.5)

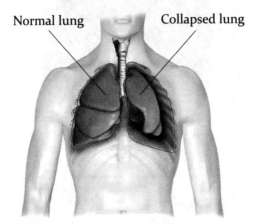

Normal lung   Collapsed lung

Figure 8.5   Pneumothorax

pneumopexy   _____

◇ **pulmon/o**   **lung** 肺

pulmonology   the study of the lungs and respiratory function 肺学

pulmonary   _____

◇ **py/o**   **pus** 脓

pyemia   presence of pus in the blood 脓血症

pyogenic   _____

◇ **spir/o**   **breathing** 呼吸

spirometer   an instrument for measuring the volume of breath 肺活量计

respiration   _____

◇ **thorac/o**   **chest** 胸，胸腔

thoracodynia   pain in the chest 胸痛 _____

thoracocentesis   _____

Exercise 3

Write the combining forms of the following words. Some words have more than one combining form.

1. straight   _____
2. oxygen   _____
3. diaphragm   _____
4. incomplete   _____
5. chest   _____
6. lung   _____
7. pus   _____
8. breathing   _____
9. dust   _____
10. lobe   _____

Exercise 4

Write out the English and Chinese meanings of the following terms.

1. atel·encephal·ia   _____
2. conio·lymph·stasis   _____
3. lob·ar   _____
4. ortho·pedic   _____
5. de·oxi·dize   _____
6. phreno·gastr·ic   _____
7. pneumon·ectomy   _____
8. pulmono·hepat·ic   _____
9. pyo·rrhea   _____
10. re·spir·ator   _____

Group 3   Suffixes and Prefixes Related to the Respiratory System

◇ **-capnia**   **carbon dioxide 二氧化碳**

eucapnia   normal amount of carbon dioxide in the blood 血碳酸
正常 _____

hypercapnia   _____

◇ **-ectasis, -ectasia**   **dilation 扩张**

angiectasis   dilation of blood vessels 血管扩张 _____

gastrectasia   _____

◇ **-form**   **in the form of, resembling ……状的，……样的**

sickleform   in the form of a sickle 镰状的 (Figure 8.6)

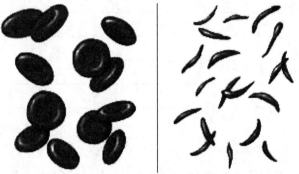

Figure 8.6   Normal RBC (left) & Sickleform RBC (right)

cruciform   _____

　　*Note: **cruc/i** means a cross.*

◇ **-oxia**   **oxygen 氧**

anoxia   lack of oxygen 缺氧 _____

hypoxia   _____

◇ **-phonia**   **sound 声音**

dysphonia   difficulty in producing sounds 发音困难 _____

aphonia   _____

◇ **-pnea**   **breathing 呼吸**

eupnea   normal breathing 正常呼吸 _____

tachypnea   _____

◇ **-ptysis**　　　　　　　**spitting** 咳

hemoptysis　　　　　　spitting of blood or blood-stained sputum 咳血 _____

pyoptysis　　　　　　　_____

◇ **-stenosis**　　　　　　**narrowing, constriction** 狭窄

angiostenosis　　　　　narrowing of blood vessels 血管狭窄 _____

bronchiostenosis　　　_____

◇ **-thorax**　　　　　　　**chest** 胸

pyothorax　　　　　　　accumulation of pus in the pleural cavity 脓胸 _____

hemothorax　　　　　　_____

◇ **brachy-**　　　　　　　**short** 短的

brachypnea　　　　　　short breathing 气短 _____

brachydactyly　　　　　_____

Exercise 5

Write the English meanings of the following suffixes and prefixes.

1.　brachy-　　　_____
2.　-capnia　　　_____
3.　-ectasis, -ectasia　_____
4.　-form　　　　_____
5.　-oxia　　　　_____
6.　-phonia　　　_____
7.　-pnea　　　　_____
8.　-ptysis　　　_____
9.　-stenosis　　_____
10.　-thorax　　　_____

Exercise 6

Write out the English and Chinese meanings of the following terms.

1.　brachy·gloss·al　_____
2.　hypo·capnia　　_____
3.　cardi·ectasis　　_____

4. **dendri**·form _____

   Note: ***dendr*/*i*** *means tree.*

5. hyper·oxia _____

6. rhino·phonia _____

7. a·pnea _____

8. **melano**·ptysis _____

   Note: ***melan*/*o*** *means black.*

9. tracheo·stenosis _____

10. **hydro**·pneumo·thorax _____

   Note: ***hydr*/*o*** *means water.*

Section B   Review Sheet

No.	Combining Form	English and Chinese Meanings
1	alveol/o	
2	atel/o	
3	bronch/o, bronchi/o	
4	bronchiol/o	
5	coni/o	
6	epiglott/o	
7	laryng/o	
8	lob/o	
9	mediastin/o	
10	orth/o	
11	ox/i	
12	palat/o	
13	pharyng/o	
14	phren/o	
15	pneum/o, pneumon/o	
16	pulmon/o	
17	py/o	
18	rhin/o	
19	spir/o	

No.	Combining Form	English and Chinese Meanings
20	trache/o	
21	thorac/o	

No.	Suffix and Prefix	English and Chinese Meanings
1	-capnia	
2	-ectasia, -ectasis	
3	-form	
4	-oxia	
5	-phonia	
6	-pnea	
7	-ptysis	
8	-stenosis	
9	-thorax	
10	brachy-	

Section C   Medical Story

It is my duty to promote TCM culture to the world and tell our own stories.

（我的职责是让中医药文化走向世界，讲好中国故事。）

—Chao Enxiang（晁恩祥）

Chao Enxiang (1935-), a renowned TCM master, has made great contributions to the promotion of TCM. As an expert in treating respiratory diseases, he brought TCM therapy to the world after his fight against the SARS outbreak. Please make a brief presentation about one of his stories and share with your classmates how his stories inspired you.

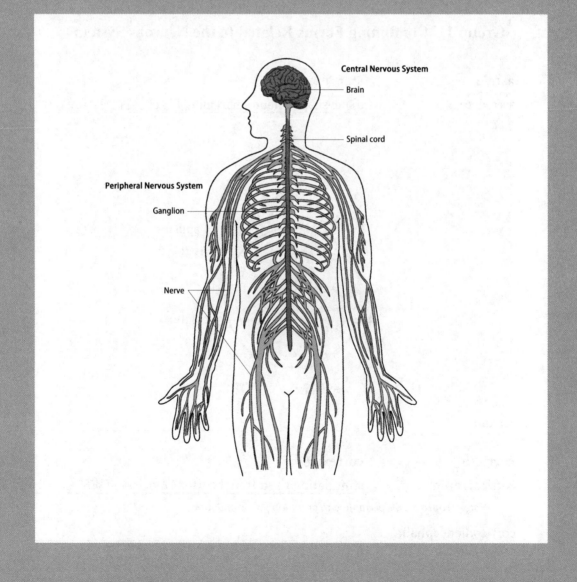

The nervous system is responsible for regulating body functions and body movements, keeping us aware of the changes in the external and internal environments and enabling us to carry on higher mental processes.

The basic unit of the nervous system is the neurons. Each neuron has a cell body and, extending from it, two types of fibers: axons and dendrites. The nervous system has two major divisions: the central nervous system (CNS) and the peripheral nervous system (PNS).

Section A　Combining Forms, Prefixes, and Suffixes

In this section, you will learn three groups of combining forms and suffixes frequently used in the nervous system.

Group 1　Combining Forms Related to the Nervous System

◇ **astr/o**　　　　　　　　**star** 星，星形
astrocyte　　　　　　　　a star-shaped neuroglial cell 星形胶质细胞 (Figure 9.1)

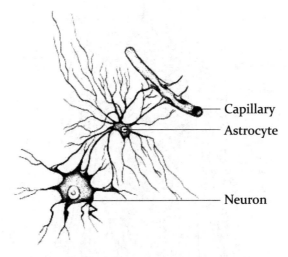

— Capillary
— Astrocyte

— Neuron

Figure 9.1　Astrocyte

astroid　　　　　　　　_____

◇ **cortic/o**　　　　　　　**cortex** 皮质
cortico**tropic**　　　　　stimulating the adrenal cortex 促肾上腺皮质的

　　　Note: **-tropic** means pertaining to promoting or stimulating.

corticodiencephalic　　_____

◇ **gangli/o, ganglion/o**　　**ganglion** 神经节

ganglioma　　　　　　　tumor of a ganglion 神经节瘤

ganglioform　　　　　　_____

ganglionectomy　　　　　excision of a ganglion 神经节切除术

gangliono**plegic**　　　　_____

　　　Note: -**plegic** means pertaining to paralysis.

◇ **gli/o**　　　　　　　　**neuroglia** 神经胶质

glioma　　　　　　　　a tumor composed of neuroglia 神经胶质瘤

glioblast　　　　　　　_____

◇ **medull/o**　　　　　　**medulla** 髓 , **spinal cord** 脊髓

medulloadrenal　　　　　pertaining to the medulla of the adrenal gland 肾上腺
　　　　　　　　　　　髓质的

medulloencephalic　　　　_____

◇ **mnes/o**　　　　　　　**memory** 记忆

amnesia　　　　　　　　loss of memory 遗忘症

dysmnesia　　　　　　　_____

◇ **myel/o**　　　　　　　**spinal cord** 脊髓 , **bone marrow** 骨髓

myelogram　　　　　　　an X-ray image of the spinal cord 脊髓 X 线照片

myelodys**plasia**　　　　_____

　　　Note: -**plasia** means development, formation.

◇ **neur/o**　　　　　　　**nerve** 神经

neurodynia　　　　　　　pain in the nerve 神经痛

neuroallergy　　　　　　_____

◇ **psych/o**　　　　　　　**mind** 心理的，精神的

psychosis　　　　　　　　abnormal condition of mind 精神错乱

psychology　　　　　　　_____

◇ **radicul/o**　　　　　　**nerve root** 神经根 (Figure 9.2)

radiculopathy　　　　　　disease of the nerve roots 神经根病

radiculectomy　　　　　　_____

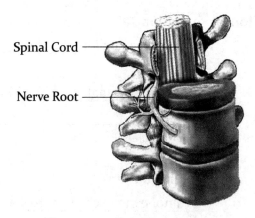

Figure 9.2 Spinal nerve root

◇ **schiz/o**   **split, divided** 分裂

schizo**gyr**ia   the splitting of cerebral gyrus 脑回裂
_____

  Note: **gyr/o** *means gyrus or cerebral convolution.*

schizencephalic   _____

Exercise 1

Match the following combining forms with their meanings. Write the corresponding letter in the underlined space before each combining form.

Combining Form	Meaning
_____ 1. psych/o	A. neuroglia
_____ 2. myel/o	B. cortex
_____ 3. gli/o	C. star
_____ 4. radicul/o	D. memory
_____ 5. cortic/o	E. medulla
_____ 6. gangli/o	F. mind
_____ 7. astr/o	G. split, divided
_____ 8. neur/o	H. spinal cord, bone marrow
_____ 9. mnes/o	I. nerve root
_____ 10. medull/o	J. ganglion
_____ 11. schiz/o	K. nerve

Exercise 2

Write out the English and Chinese meanings of the following terms.

1. astro·cyt·oma   _____

2. ganglio·cyte   _____

3. ganglion·itis   _____

4.   glio·some _____

5.   medullo·arthr·itis _____

6.   pan·mnesia _____

7.   myelo·malacia _____

8.   neuro·toxic _____

9.   psycho·therapy _____

10. radicul·algia _____

11. schizo·**prosop**·ia _____

   Note: ***prosop/o*** *means face.*

12. cortico·spinal _____

Group 2   Combining Forms Related to the Brain

◇ **cerebell/o**   **cerebellum** 小脑

cerebellospinal   pertaining to the cerebellum and the spinal cord 小脑
                         脊髓的

cerebellopontine   _____

◇ **cerebr/o**   **cerebrum** 大脑

cerebroangiogram   an X-ray image of the blood vessels of the cerebrum
                          脑血管造影 (Figure 9.3)

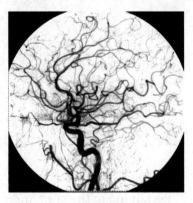

Figure 9.3   Cerebroangiogram

cerebromalacia   _____

◇ **dur/o**   **dura mater** 硬脑膜

durosarcoma   fleshy tumor arising from the dura mater 硬脑膜肉瘤

durotomy   _____

◇ **encephala/o**   **brain** 脑

encephalocele   protrusion of the brain and meninges 脑膨出

encephalopathy   _____

◇ **lept/o**   **thin** 细的，**soft** 软的

leptocephaly   abnormal tallness and narrowness of the skull 狭颅症

leptomeningeal   _____

◇ **mening/o**   **meninges** 脑脊膜

meningocele   protrusion of the meninges 脑脊膜突出 (Figure 9.4)

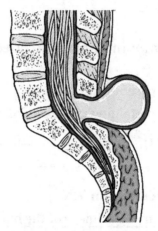

Figure 9.4   Meningocele

meningocerebritis   _____

◇ **poli/o**   **gray matter** 灰质

poliomyelitis   inflammation of the gray matter in the spinal cord 脊髓灰质炎

polioencephalitis   _____

◇ **pont/o**   **pons** 脑桥

pontocerebellar   pertaining to the pons and the cerebellum 脑桥小脑的

pontomedullary   _____

◇ **thalam/o**   **thalamus** 丘脑

thalamocortical   pertaining to the thalamus and cerebral cortex 丘脑皮质的

thalamotegmental   _____

Chapter 9   Nervous System

Exercise 3

Write the combining forms of the following words in the spaces.

1.   thin, soft   _____
2.   dura mater   _____
3.   cerebrum   _____
4.   thalamus   _____
5.   brain   _____
6.   gray matter   _____
7.   cerebellum   _____
8.   pons   _____
9.   meninges   _____

Exercise 4

Write out the English and Chinese meanings of the following terms.

1.   cerebello·thalamic   _____
2.   cerebro·sclerosis   _____
3.   duro·**arachn**·itis   _____
     Note: **arachn**/o *means the arachnoid membrane.*
4.   encephalo·pyo·sis   _____
5.   lepto·dactyly   _____
6.   meningo·pathy   _____
7.   polio·encephalo·pathy   _____
8.   ponto·peduncul·ar   _____
9.   thalamo·tomy   _____

Group 3   Suffixes Related to the Nervous System

◇ **-asthenia**   **weakness, debility** 虚弱，无力
   myasthenia   muscular debility 肌无力 _____
   neurasthenia   _____

◇ **-esthesia**   **feeling** 感觉
   anesthesia   loss of feeling 麻木，麻醉 _____
   hyperesthesia   _____

103

◇ **-in**   **substance** 物质
pepsin   a substance for digestion 胃蛋白酶
insulin   _____

◇ **-lemma**   **sheath, membrane** 膜
neurolemma   the plasma membrane of a nerve 神经膜 (Figure 9.5)

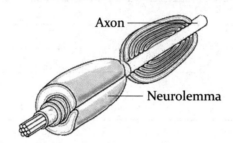

Axon

Neurolemma

Figure 9.5   Neurolemma

karyolemma   _____

◇ **-lexia**   **reading** 读
dyslexia   difficulty in reading 诵读困难
bradylexia   _____

◇ **-mania**   **madness** 狂，**obsession** 痴
pyromania   an uncontrollable impulse to set fires 纵火狂
   Note: **pyr/o** means fire.
megalomania   _____

◇ **-paresis**   **partial paralysis** 轻瘫
hemiparesis   partial paralysis affecting one side of the body 轻偏瘫
enteroparesis   _____

◇ **-phasia**   **speech** 言语
aphasia   loss of speech 失语症
dysphasia   _____

◇ **-phobia**   **fear** 恐怖症
hemophobia   fear of blood 恐血症
gynecophobia   _____
   Note: **gynec/o** means woman, female.

◇ **-phrenia**   **mental condition** 精神，意志

schizophrenia   mental disorder with severely impaired thinking,

emotions, and behaviors 精神分裂症

hebephrenia   _____

> Note: **hebe**- means youth.

◇ **-plegia**   **paralysis** 麻痹

hemiplegia   paralysis of one side of the body 偏瘫，半身不遂

bronchoplegia   _____

◇ **-taxia**   **coordination** 协调

ataxia   lack of muscle coordination 共济失调

eutaxia   _____

Exercise 5

Write the English meanings of the following suffixes.

1. -paresis   _____
2. -lexia   _____
3. -mania   _____
4. -plegia   _____
5. -esthesia   _____
6. -phrenia   _____
7. -taxia   _____
8. -phasia   _____
9. -asthenia   _____
10. -in   _____
11. -lemma   _____
12. -phobia   _____

Exercise 6

Write out the English and Chinese meanings of the following terms.

1. psych·asthenia   _____
2. **cry**·esthesia   _____

> Note: **cry**/**o** means cold.

3. hepar·in   _____

4. a·lexia   _____

5. sarco·lemma   _____

6. **klepto**·mania   _____

     Note: **klept**/**o** *means theft or stealing.*

7. **para**·phrenia   _____

     Note: **para**- *means abnormal.*

8. myo·paresis   _____

9. hetero·phasia   _____

10. pyro·phobia   _____

11. quadri·plegia   _____

12. dys·taxia   _____

Section C   Review Sheet

No.	Combining Form	English and Chinese Meanings
1	astr/o	
2	cerebell/o	
3	cerebr/o	
4	cortic/o	
5	dur/o	
6	encephal/o	
7	gangli/o, ganglion/o	
8	gli/o	
9	lept/o	
10	medull/o	
11	mening/o	
12	mnes/o	
13	myel/o	
14	neur/o	
15	poli/o	
16	pont/o	
17	psych/o	

No.	Combining Form	English and Chinese Meanings
18	radicul/o	
19	schiz/o	
20	thalam/o	

No.	Suffix	English and Chinese Meanings
1	-asthenia	
2	-esthesia	
3	-in	
4	-lemma	
5	-lexia	
6	-mania	
7	-paresis	
8	-phasia	
9	-phobia	
10	-phrenia	
11	-plegia	
12	-taxia	

Section D   Medical Story

Leave a trace wherever you go, like a cuttlefish.

（人，尤其是学人，应当像乌贼那样，不论走到哪里，都要留下一丝墨迹。）

—Zhang Xiangtong（张香桐）

As a neurophysiologist, **Zhang Xiangtong** (1907–2007) made significant contributions to neurophysiology both at home and abroad. He was the first to discover the dendrite potential. International physiology circles named the Light Intensification phenomenon the "Zhang's Effect" after him. In 1992, he received a lifetime achievement award from the International Neural Network Society because of his "important contributions to our understanding of the biological neural network." Please make a brief presentation about one of his stories and share with your classmates how his stories inspired you.

Chapter 10

Endocrine System ◀

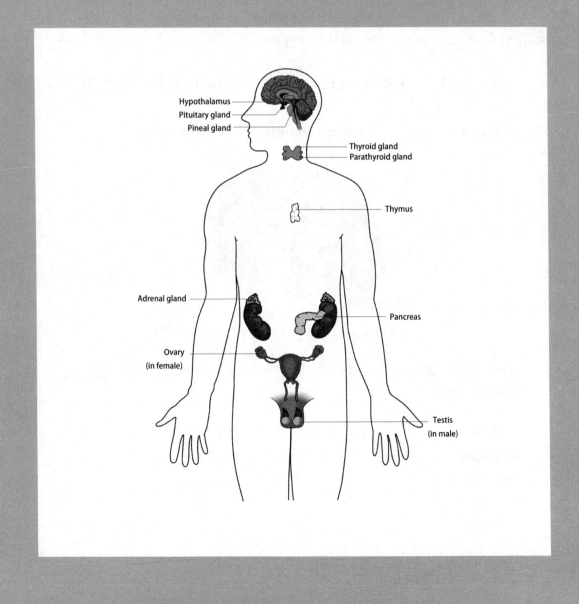

The endocrine system includes a group of glands located in different parts of the body. These glands produce and secrete hormones to regulate the body's growth, metabolism, and sexual development and function. The endocrine glands are ductless, which means that the hormones are released directly into the bloodstream to be taken up by target organs and cells.

The endocrine system is important in maintaining an internal state of equilibrium in the body called homeostasis. The major glands of the endocrine system include: hypothalamus, pituitary gland, pineal gland, thyroid gland, parathyroid glands, adrenal glands, pancreas, gonads and thymus.

Section A   Combining Forms, Prefixes and Suffixes

In this section, you will learn three groups of combining forms, prefixes and suffixes frequently used in the endocrine system.

Group 1   Combining Forms for the Endocrine System (I)

◇ **adren/o**　　　　　　　**adrenal glands** 肾上腺 (Figure 10.1)

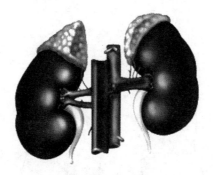

Figure 10.1　Kidneys & Adrenal glands

adrenocortical　　　　　pertaining to the adrenal cortex 肾上腺皮质的 _____

adrenomegaly　　　　　_____

◇ **andr/o**　　　　　　　**androgen** 雄性激素，**male** 雄性

androgen　　　　　　　male sex hormone 雄性激素 _____

android　　　　　　　　_____

◇ **crin/o**　　　　　　**secretion** 分泌

endocrinology　　　the study of hormones and the endocrine system 内分
　　　　　　　　　　泌学

crinogenic　　　　　_____

◇ **gonad/o**　　　　　**sex glands** 性腺

gonadogenesis　　　the development of the gonads in the embryo 性腺发生
gonadopathy　　　　_____

◇ **gon/o**　　　　　　**sex glands** 性腺 , **genitalia** 生殖器

gonocyte　　　　　　the primitive reproductive cell of the embryo 生殖母
　　　　　　　　　　细胞

gonorrhea　　　　　_____

◇ **gynec/o**　　　　　**female, woman** 女性

gynecology　　　　　the study of the female reproductive system, its diseases,
　　　　　　　　　　and their treatment 妇科学

gyneco**mastia**　　　_____

　　　*Note: **mast**/o means breast.*

◇ **hypophys/o, pituitar/i**　　**pituitary gland, hypophysis** 垂体 (Figure 10.2)

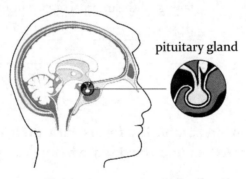

pituitary gland

Figure 10.2　Pituitary gland

hypophysoma　　　　tumor of the pituitary gland 垂体瘤
hypophysoprivic　　_____
hyperpituitarism　　overactivity of the pituitary gland 垂体机能亢进
pituitarigenic　　　_____

◇ **parathyroid/o**   **parathyroid gland** 甲状旁腺 (Figure 10.3)

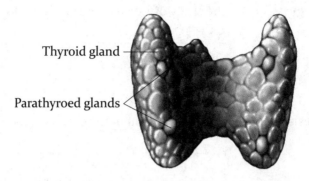

Thyroid gland

Parathyroed glands

Figure 10.3   Back view of the parathyroid gland

hyperparathyroidism   overactivity of the parathyroid gland 甲状旁腺机能亢进
parathyroidectomy   _____

◇ **thyr/o, thyroid/o**   **thyroid gland** 甲状腺
thyromegaly   enlargement of the thyroid gland 甲状腺肿大
thyrocardiac   _____
thyroidopathy   disease of the thyroid gland 甲状腺疾病
thyroidotherapy   _____

◇ **viscer/o**   **viscera, internal organs** 内脏
visceroptosis   falling off the internal organs from their normal positions
                    内脏下垂
visceromegaly   _____

Exercise 1

Match the following combining forms with their meanings. Write the corresponding letter in the underlined space before each combining form.

	Combining Form	Meaning
_____	1. adren/o	A. androgen, male
_____	2. andr/o	B. pituitary gland, hypophysis
_____	3. crin/o	C. sex glands
_____	4. gonad/o	D. thyroid gland
_____	5. gon/o	E. parathyroid gland
_____	6. gynec/o	F. adrenal glands
_____	7. hypophys/o, pituitar/i	G. secretion
_____	8. parathyroid/o	H. genitalia

_____ 9. thyr/o, thyroid/o   I. internal organs
_____ 10. viscer/o   J. female, woman

Exercise 2

Write out the English and Chinese meanings of the following terms.

1. thyroid·ectomy   _____
2. adreno·pathy   _____
3. andro·logy   _____
4. neuro·endo·crino·logy _____
5. gonado·tropic   _____
6. gono·cele   _____
7. gyneco·pathy   _____
8. hypophys·ectomy   _____
9. hypo·pituitar·ism   _____
10. parathyroid·oma   _____
11. viscer·algia   _____

Group 2   Combining Forms Related to the Endocrine System (II)

◇ **calc/i**   **calcium** 钙
  calcipexy   fixation of calcium in the tissues 钙固定
  calcipenia   _____

◇ **galact/o, lact/o** **milk** 乳
  galactophagous   living on milk products only 乳食的
  galactorrhea   _____
  lactogenic   stimulating the production of milk 催乳的
  lactodensimeter   (Figure 10.4)

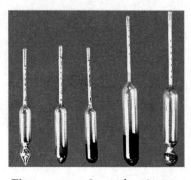

Figure 10.4   Lactodensimeter

◇ **hist/o**   **tissue** 组织

histocyte   a macrophage present in tissues 组织细胞

histology   _____

◇ **hormon/o**   **hormone** 激素

hormonotherapy   treatment by the use of hormones 激素疗法

hormono**poiesis**   _____

    *Note: -**poiesis** means production.*

◇ **hom/o, home/o**   **same, alike** 相同

homogenous   of the same origin 同源的，均质的

homosexual   _____

homeo**graft**   a transplant obtained from the same species 同种移植物

    *Note: **graft** means transplant.*

homeothermic   _____

◇ **idi/o**   **self** 自身，自发

idiopathy   disease of unknown origin or cause 自发病

idioneural   _____

◇ **insulin/o**   **insulin** 胰岛素

insulinopathy   any defect in the molecular structure of insulin 胰岛素病

insulino**penic**   _____

    *Note: -**penic** means deficient.*

◇ **kal/i**   **potassium** 钾

hypokaliemia   low concentration of potassium in the blood 低钾血症

cytokalipenia   _____

◇ **priv/o**   **deprivation, deficiency** 缺乏

thyroprivia   decreased activity of thyroid gland 甲状腺功能减退

hormonoprivia   _____

◇ **toc/o**   **labor** 分娩

tocology   the science of childbirth 产科学

tocophobia   _____

Exercise 3

Write the combining forms of the following words. Some words have more than one combining form.

1. calcium _____
2. hormone _____
3. tissue _____
4. same, alike _____
5. self _____
6. insulin _____
7. potassium _____
8. milk _____
9. labor _____
10. deprivation _____

Exercise 4

Write out the English and Chinese meanings of the following terms.

1. de·calci·fy _____
2. hormon·al _____
3. histo·lysis _____
4. homeo·**plasia** _____
   *Note: -**plasia** means formation.*
5. idio·**tropic** _____
   *Note: -**tropic** means turning toward.*
6. insulino·genesis _____
7. kali·**uresis** _____
   *Note: **uresis** means urination.*
8. galacto·stasis _____
9 lacta·tion _____
10. toco·meter _____
11. calci·privia _____

Group 3　Suffixes and Prefixes Related to the Endocrine System

◇ **-agogue**　　　　　　　**inducing, leading** 催，利

　cholagogue　　　　　　an agent that promotes the flow of bile 利胆剂

　lactagogue　　　　　　_____

◇ **-dipsia**　　　　　　　**thirst** 渴

　polydipsia　　　　　　an excessive degree of thirst 烦渴

　eudipsia　　　　　　　_____

◇ **-genesis**　　　　　　**formation, producing** 生成

　glycogenesis　　　　　the formation of glycogen 糖原生成

　neogenesis　　　　　_____

　　*Note: **neo**- means new.*

◇ **-rrhea**　　　　　　　**flow** 溢

　diarrhea　　　　　　　frequent discharge of unformed liquid stool 腹泻

　menorrhea　　　　　_____

　　*Note: **men**/o means menses or menstruation.*

◇ **-tripsy**　　　　　　　**crushing** 研碎术，压轧术

　lithotripsy　　　　　　a procedure of crushing or breaking a stone 碎石术

　neurotripsy　　　　　_____

◇ **-tropin**　　　　　　　**hormone to promote or stimulate** 促……激素

　thyrotropin　　　　　　a hormone that stimulates the secretion of the thyroid
　　　　　　　　　　　　gland 促甲状腺素

　corticotropin　　　　　_____

◇ **dys-**　　　　　　　　**bad, difficult** 不良，障碍，困难

　dyspepsia　　　　　　painful, difficult digestion 消化不良

　dyscholia　　　　　　_____

◇ **eu-**　　　　　　　　**good, normal** 正常

　euthyroidism　　　　　normal thyroid function 甲状腺机能正常

　euphoria　　　　　　_____

　　*Note: -**phoria** means an emotional state or feeling.*

◇ **hyper-**　　　　　　　**excessive** 过多，亢进
　　hyperthyroidism　　　overactivity of the thyroid gland 甲状腺机能亢进

　　hypersplenism　　　_____

◇ **hypo-**　　　　　　　**deficient** 过少，减退
　　hypoparathyroidism　　underactivity of the parathyroid gland 甲状旁腺机能减退

　　hypopituitarism　　　_____

◇ **para-**　　　　　　　**beside** 旁，**near** 附近，**abnormal** 异常
　　parathyroid　　　　　near the thyroid gland 甲状旁腺

　　paraneural　　　　　_____

　　paranormal　　　　　outside the normal range 超感觉的，超出正常范围的

　　parakinesia　　　　　_____

Exercise 5

Write the English meanings of the following suffixes and prefixes.

1.　-agogue　　_____
2.　-dipsia　　_____
3.　-genesis　　_____
4.　-rrhea　　_____
5.　-tropin　　_____
6.　-tripsy　　_____
7.　dys-　　_____
8.　eu-　　_____
9.　hyper-　　_____
10.　hypo-　　_____
11.　para-　　_____

Exercise 6

Write out the English and Chinese meanings of the following terms.

1.　**hypn**·agogue　　_____

　　　Note: **hypn/o** *means sleep.*

2.　hyper·dipsia　　_____

3. **carcino**·genesis _____

       Note: **carcin/o** means cancer.

4. rhino·rrhea _____

5. gonado·tropin _____

6. cephalo·tripsy _____

7. dys·phagia _____

8. eu·phonia _____

9. hyper·adrenal·ism _____

10. hypo·insulin·ism _____

11. para·nas·al _____

Section B   Review Sheet

No.	Combining Form	English and Chinese Meanings
1	adren/o	
2	andr/o	
3	calc/i	
4	crin/o	
5	galact/o, lact/o	
6	gonad/o	
7	gon/o	
8	gynect/o	
9	hist/o	
10	hom/o, home/o	
11	hormon/o	
12	hypophys/o, pituitar/i	
13	idi/o	
14	insulin/o	
15	kal/i	
16	parathyroid/o	
17	priv/o	
18	thyr/o, thyroid/o	
19	toc/o	
20	viscer/o	

No.	Suffix and Prefix	English and Chinese Meanings
1	-agogue	
2	-dipsia	
3	-genesis	
4	-rrhea	
5	-tripsy	
6	-tropin	
7	dys-	
8	eu-	
9	hyper-	
10	hypo-	
11	para-	

Section C   Medical Story

It is impossible to conduct remarkable research without a good idea to start with.

（只有好的想法，才能有好的研究。）

—Shi Yifan（史轶蘩）

Shi Yifan (1928–2013) was a pioneering endocrinologist at home and abroad. She was the first in China to conduct pituitary research tests and to use a variety of neurotransmitters and neurohormones for treatment. She was also the first in the world to propose the classification, treatment principle, and prognosis of pituitary apoplexy and to discover that somatostatin analogues have the side effect of causing gallstone formation. Please make a brief presentation about one of her stories and share with your classmates how her stories inspired you.

Chapter 11

Urinary System ◀

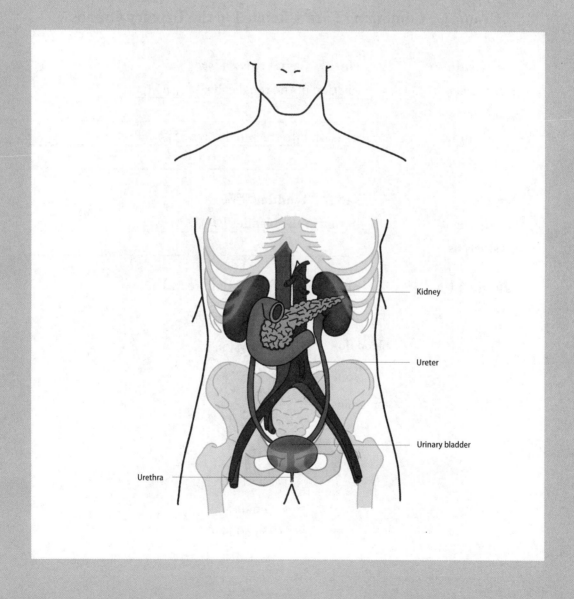

Kidney

Ureter

Urinary bladder

Urethra

The urinary system is composed of two kidneys, two ureters, a urinary bladder, and a urethra. It is responsible for excreting excess water, urea, uric acid, and other wastes from the blood, and keeping the pH (relation of acids to bases) in balance. Urine, containing these waste products, passes from the kidneys via the ureters to the urinary bladder for temporary storage before it is excreted from the body through the urethra.

Section A　Combining Forms, Prefixes and Suffixes

In this section, you will learn three groups of combining forms, prefixes, and suffixes frequently used in the urinary system.

Group 1　Combining Forms Related to the Urinary Organs

◇ **cal/i, calic/o**　　**cup** 杯，**renal calyx** 肾盏

caliectasia　　dilation of the renal calyx 肾盏扩张 _____

caliectomy　　_____

calicotomy　　incision into the renal calyx 肾盏切开术 _____

calicoplasty　　_____

◇ **cyst/o**　　**sac** 囊，**bladder** 膀胱

cystocele　　hernia of the bladder 膀胱膨出 _____

cystoclysis　　_____

◇ **glomerul/o**　　**glomerulus** 肾小球 (Figure 11.1)

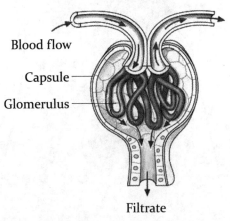

Blood flow

Capsule

Glomerulus

Filtrate

Figure 11.1　Glomerulus

| glomerulonephritis | inflammation of the glomeruli of the kidney 肾小球肾炎 |
| glomerulopathy | |

◇ **meat/o**　　**meatus** 尿道口

| meatotomy | an incision made to enlarge the opening of urethral meatus 尿道口切开术 |
| meatoscope | |

◇ **nephr/o, ren/o**　　**kidney** 肾

nephrography	process of recording the kidney 肾造影术
nephrolith	
renomegaly	enlargement of the kidney 肾肿大
renovascular	

◇ **pyel/o**　　**renal pelvis** 肾盂

| pyelocaliectasia | dilation of the renal calyx and renal pelvis 肾盏肾盂扩张 |
| pyelostomy | |

◇ **trigon/o**　　**trigone** 膀胱三角, **triangle** 三角

| trigonitis | inflammation of trigone 膀胱三角炎 |
| trigonocephalic | |

◇ **tubul/o**　　**small tube, tubule** 小管

| tubulopathy | disease of the renal tubules 肾小管病 |
| tubulo**rrhexis** | |

　　*Note: -**rrhexis** means rupture.*

◇ **ureter/o**　　**ureter** 输尿管

| ureteroscope | an instrument for viewing the ureter 输尿管窥镜 (Figure 11.2) |
| ureteropyosis | |

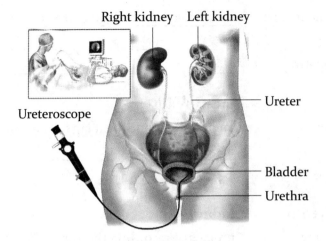

Figure 11.2   Ureteroscope

◇ **urethr/o**   **urethra** 尿道

urethrocystopexy   fixation of the urethra and bladder 尿道膀胱固定术

urethromeatoplasty   _____

Exercise 1

Match the following combining forms with their meanings. Write the corresponding letter in the underlined space before each combining form.

	Combining Form	Meaning
_____ 1.	glomerul/o	A. small tube, tubule
_____ 2.	pyel/o	B. urethra
_____ 3.	nephr/o, ren/o	C. cup, renal calyx
_____ 4.	trigon/o	D. renal pelvis
_____ 5.	tubul/o	E. glomerulus
_____ 6.	urethr/o	F. ureter
_____ 7.	cal/i, calic/o	G. sac, bladder
_____ 8.	cyst/o	H. meatus, opening
_____ 9.	ureter/o	I. kidney
_____ 10.	meat/o	J. trigone, triangle

Exercise 2

Write out the English and Chinese meanings of the following terms.

1. meato·rrhaphy   _____
2. nephro·malacia   _____

3.   reno·gastr·ic _____

4.   trigono·meter _____

5.   pyelo·gram _____

6.   calici·form _____

7.   urethr·algia _____

8.   ureter·ectasia _____

9.   cysto·angio·graphy _____

10. glomerulo·tubulo·nephr·itis _____

Group 2   Combining Forms Related to the Urinary System

◇ **albumin/o**   **albumin** 白蛋白

albuminometer   an instrument for measuring albumin 白蛋白定量器，
蛋白计

albuminolysis   _____

◇ **azot/o**   **urea** 尿素，**nitrogen** 氮

uroazotometer   an instrument for measuring nitrogen in urine 尿氮定
量器，尿氮计

hyperazotemia   _____

◇ **dips/o**   **thirst** 渴

dipsosis   abnormal condition marked by excessive thirst 烦渴

dipso**gen**   _____

  Note: -gen means a substance that produces.

◇ **hydr/o**   **water** 水，**fluid** 液

hydrocalyx   abnormal collection of fluid in the calyx 肾盏积液

hydrocephalus   _____

◇ **lith/o**   **stone** 石，结石

litholysis   breaking down of the stones 结石溶解

lithoclast   _____

◇ **melit/o**   **honey** 糖

melitemia   abnormal amount of sugar in the blood 糖血症

melituria   _____

◇ **noct/o**   **night** 夜晚

nocturia   excessive urination during the night 夜尿症 _____

noctovision   _____

◇ **olig/o**   **few, scanty** 稀少

oligodactyly   absence of one or more fingers or toes 少指（趾）畸形

oligogalactia   _____

◇ **pelv/i**   **pelvis** 骨盆

pelvimetry   process of measuring the pelvis 骨盆测量术

pelvirectal   _____

◇ **ur/o**   **urine** 尿 , **urinary system** 泌尿系统

urodynia   pain during urination 排尿痛

urogenital   _____

Exercise 3

Write the combining forms of the following words.

1. nitrogen _____
2. thirst _____
3. honey _____
4. stone _____
5. night _____
6. urinary system _____
7. fluid _____
8. scanty _____
9. albumin _____
10. pelvis _____

Exercise 4

Write out the English and Chinese meanings of the following terms.

1. hydro·cephal·ic _____
2. oligo·sial·ia _____
3. litho·tomy _____

4. albumin·emia _____
5. melit·ur·ic _____
6. pelvi·meter _____
7. dipso·genic _____
8. azot·emia _____
9. noct·albumin·uria _____
10. uro·graphy _____

Group 3　Suffixes and Prefixes Related to the Urinary System

◇ **-clysis**   **washing** 灌洗，**irrigation** 灌注
  coloclysis   washing, irrigation of the colon 结肠灌洗 _____
  enteroclysis _____

◇ **-lithiasis**   **formation of stones** 结石形成
  cystolithiasis   formation of stones in the bladder 膀胱结石病 (Figure 11.3)

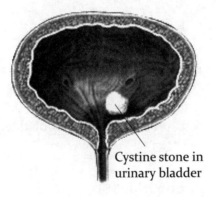

Cystine stone in
urinary bladder

Figure 11.3　Cystolithiasis

  nephrolithiasis _____

◇ **-poiesis**   **formation, production** 形成
  hemopoiesis   the formation of blood 血细胞生成 _____
  leukocytopoiesis _____

◇ **-poietin**   **substance to promote the production** 生成素
  erythropoietin   substance to promote the production of red blood cells
                          红细胞生成素

  angiopoietin _____

◇ **-ptosis**   **falling, downward displacement** 下垂

nephroptosis   falling or downward displacement of the kidney 肾下垂 (Figure 11.4)

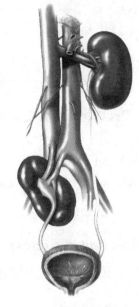

Figure 11.4   Nephroptosis

coloptosis   _____

◇ **-rrhexis**   **rupture** 破裂

cystorrhexis   rupture of the urinary bladder 膀胱破裂

angiorrhexis   _____

◇ **-uresis**   **urination** 排尿

enuresis   involuntary discharge of urine 遗尿，尿床

glycuresis   _____

◇ **-uria**   **urine** 尿，**urine condition** 排尿情况

anuria   lack of urine formation or urination 无尿症

oliguria   _____

◇ **poly-**   **much**，**many** 多

polyuria   excessive production of urine 多尿症

polyphagia   _____

◇ **retro-**   **behind** 在……之后

  retrocecal   behind the cecum 盲肠后的

  retroperitoneal

Exercise 5

Write the English meanings of the following suffixes and prefixes.

1. poly-

2. -ptosis

3. -poiesis

4. -rrhexis

5. retro-

6. -clysis

7. -poietin

8. -lithiasis

9. -uresis

10. -uria

Exercise 6

Write out the English and Chinese meanings of the following terms.

1. arterio·rrhexis

2. uro·poiesis

3. retro·pharyngeal

4. py·uria

5. cholo·lithiasis

6. cysto·ptosis

7. poly·articular

8. an·uresis

9. granulo·poietin

10. phlebo·clysis

Section B   Review Sheet

No.	Combining Form	English and Chinese Meanings
1	albumin/o	
2	azot/o	
3	cal/i, calic/o	
4	cyst/o	
5	dips/o	
6	glomerul/o	
7	hydr/o	
8	lith/o	
9	meat/o	
10	melit/o	
11	nephr/o, ren/o	
12	noct/o	
13	olig/o	
14	pelv/i	
15	pyel/o	
16	trigon/o	
17	tubul/o	
18	ureter/o	
19	urethr/o	
20	ur/o	

No.	Suffix and Prefix	English and Chinese Meanings
1	-clysis	
2	-lithiasis	
3	-poiesis	
4	-poietin	
5	-ptosis	
6	-rrhexis	
7	-uresis	
8	-uria	

No.	Suffix and Prefix	English and Chinese Meanings
9	poly-	
10	retro-	

Section C   Medical Story

> Doctors need dialectics most and know it best.
>
> (当医生的最需要辩证法，也最能懂得辩证法。)
>
> —Wu Jieping (吴阶平)

Wu Jieping (1917–2011), one of the founders of urology in China, is the first to propose "renal tuberculosis with contralateral hydronephrosis". He improved and developed the vasectomy and discovered a new disease—adrenal medullary hyperplasia (also known as catecholamine syndrome). Wu Jieping has long recognized the importance of sex education in China and has done a lot of work on it. He presided over the compilation of *Sexual Medicine*, the first monograph on sexual diseases in China. Please make a brief presentation about one of his stories and share with your classmates how his stories inspired you.

Chapter 12

Lymphatic and Immune System ◀

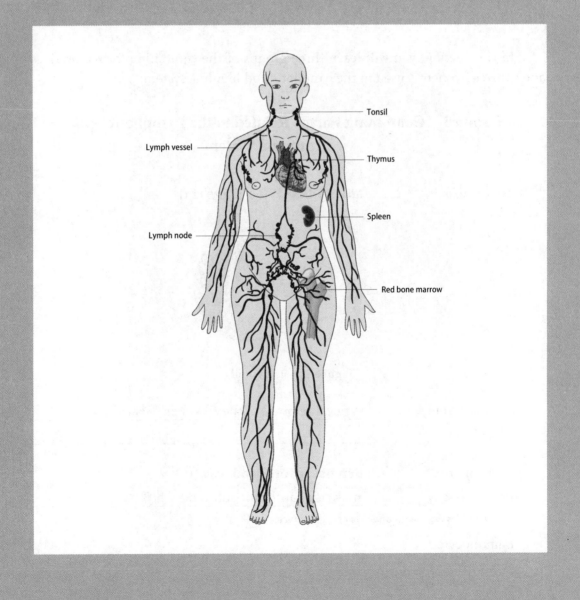

The lymphatic system is part of the immune and circulatory systems. It is a network of vessels and organs that are responsible for moving excess fluid, called lymph, out of tissues and back to the blood. The system plays a prominent role in immune function, digestive fat absorption, and the removal of cellular wastes and interstitial fluid from tissues.

The immune system protects the body from disease-causing organisms such as bacteria, viruses, parasites, fungi and more. It is a complex network of organs, tissues, cells, and proteins that work together to defend the body. The immune system consists of a range of components, including white blood cells (leukocytes), the spleen, the bone marrow, the lymphatic system, the thymus, the tonsils, the adenoids, and the appendix.

Section A   Combining Forms, Prefixes and Suffixes

In this section, you will learn three groups of the combining forms, prefixes and suffixes frequently used in the lymphatic and immune system.

Group 1   Combining Forms Related to the Lymphatic and Immune System

◇ **adenoid/o**　　　　　　**adenoids** 腺样体 (Figure 12.1)

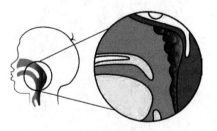

Figure 12.1　Adenoids

adenoidectomy　　　　　surgical removal of the adenoids 腺样体切除

adenoiditis　　　　　　　_____

◇ **immun/o**　　　　　　**defense, protection** 免疫

immuno**assay**　　　　　analysis of antigenic substances 免疫测定

　　　Note: **assay** *means analysis of a substance.*

immunocyte　　　　　　_____

◇ **lymphaden/o**   **lymph node** 淋巴结

    lymphadenoma   tumor of lymph node 淋巴结瘤

    lymphadenocele   _____

◇ **lymphangi/o**   **lymphatic vessel** 淋巴管

    lymphangiography   process of recording the lymphatic vessels 淋巴管造影术

    lymphangiorrhaphy   _____

◇ **lymph/o**   **lymph** 淋巴

    lymphoblast   an immature lymphocyte 淋巴母细胞

    lymphedema   _____

◇ **muc/o**   **mucus** 黏液

    mucoid   resembling mucus 黏液样的

    mucocyst   _____

◇ **pseud/o**   **false** 假的

    pseudopod   a temporary projection of the cytoplasm of certain cells 伪足

    pseudomembrane   _____

◇ **splen/o**   **spleen** 脾

    splenomegaly   abnormal enlargement of the spleen 脾大

    splenogastric   _____

◇ **thym/o**   **thymus gland** 胸腺 (Figure 12.2)

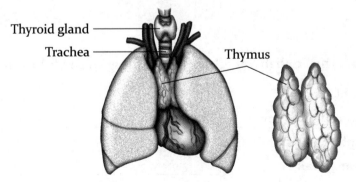

Figure 12.2　Thymus gland

    thymoma   tumor of the thymus 胸腺瘤

thymectomy _____

◇ **tonsill/o**　　　　　　**tonsils** 扁桃体

tonsillocentesis　　　　surgical puncture into the tonsil to remove fluid 扁桃体穿刺术 _____

tonsillolith _____

◇ **vaccin/o**　　　　　　**vaccine** 疫苗

vaccinogen　　　　　　a source of vaccine 疫苗原

vaccinotherapy _____

Exercise 1

Match the following combining forms with their meanings. Write the corresponding letter in the underlined space before each combining form.

	Combining Form	Meaning
_____ 1.	lymphangi/o	A. adenoids
_____ 2.	lymph/o	B. defense, protection
_____ 3.	muc/o	C. lymph node
_____ 4.	splen/o	D. thymus gland
_____ 5.	thym/o	E. spleen
_____ 6.	tonsill/o	F. false
_____ 7.	pseud/o	G. tonsils
_____ 8.	lymphaden/o	H. mucus
_____ 9.	immun/o	I. lymph
_____ 10.	adenoid/o	J. vaccine
_____ 11.	vaccin/o	K. lymphatic vessel

Exercise 2

Write out the English and Chinese meanings of the following terms.

1. adenoido·pathy _____

2. lymph·aden·ectomy _____

3. lympho·cyte _____

4. pseudo·**phak**·ia _____

   *Note: **phak/o** means the lens of the eye.*

5. spleno·rrhagia _____

6. thymo·pathy _____

7.　tonsillo·megaly　_____

8.　muco·cyte　_____

9.　lymph·angi·oma　_____

10.　immuno·suppressant　_____

Group 2　Combining Forms Related to the Pathogens

◇ **all/o**　　　　　**abnormal** 异常，**other, different** 不同

allodynia　　　　abnormal pain 异常疼痛 _____

allogene　　　　_____

◇ **bacill/i**　　　　**bacillus** 杆菌 (Figure 12.3)

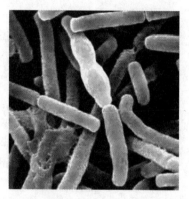

Figure 12.3　Bacilli

bacillicide　　　an agent that kills bacilli 杀杆菌剂 _____

bacilliform　　　_____

◇ **bacteri/o**　　　　**bacterium** 细菌

bacterioclasis　　destruction of bacteria 裂菌作用 _____

bactericide　　　_____

◇ **blenn/o**　　　　**mucus** 粘液，**pus** 脓

blennorrhea　　excessive discharge of purulent mucus 脓溢 _____

blennogenic　　_____

◇ **fung/i, myc/o**　　　　**fungus** 真菌

fungistasis　　　inhibition of the growth and reproduction of fungi 抑
制真菌 _____

fungi**vorous** _____

*Note: -**vorous** means feeding on something.*

mycology   the study of fungi 真菌学 _____

mycosis   _____

◇ **path/o**   **disease** 疾病

pathology   the study of diseases 病理学 _____

pathogen   _____

◇ **phyt/o**   **plant** 植物

phytology   the study of plants 植物学 _____

phytochrome   _____

◇ **spor/o**   **spore** 孢子

sporocyst   any cyst or sac containing spores 孢子囊 _____

sporogenesis   _____

◇ **vir/o, vir/u**   **virus** 病毒

virology   the study of viruses 病毒学 _____

virostatic   _____

virulent   extremely infectious, malignant, or poisonous 剧毒的，致命的 _____

virucide   _____

◇ **xen/o**   **foreign, different** 异 , **strange** 外来的

xenograft   transplant obtained from a different species 异种移植

xenophobia   _____

Exercise 3

Write the combining forms of the following words. Some words have more than one combining form.

1. bacillus   _____
2. mucus, pus   _____
3. fungus   _____
4. plant   _____
5. virus   _____
6. different, other   _____

7.　bacterium _____

8.　disease _____

9.　foreign, different, strange _____

10.　seed, spore _____

Exercise 4

Write out the English and Chinese meanings of the following terms.

1.　bacteri·oid _____

2.　allo·transplantation _____

3.　bacill·osis _____

4.　patho·phobia _____

5.　stomato·myc·osis _____

6.　blenn·**uria** _____

　　　*Note: -**uria** means urine.*

7.　viro·genesis _____

8.　sporo·cyte _____

9.　phyto·hormone _____

10.　xeno·**gamy** _____

　　　*Note: -**gamy** means mating or fertilization.*

Group 3　Suffixes and Prefixes Related to the Lymphatic and Immune System

◇ **-cide**　　　　　　　**an agent that kills 杀……剂 , the act of killing 杀**

algicide　　　　　　an agent that kills algae 灭藻剂 _____

spermicide　　　　_____

◇ **-coccus**　　　　　　**round bacterium 球菌**

coprococcus　　　　round bacterium found in the dung 粪球菌 _____

　　　*Note: **copr/o** means excrement and dung.*

staphylococcus　　　(Figure 12.4) _____

　　　*Note: **staphyl/o** means a cluster, or a bunch of grapes.*

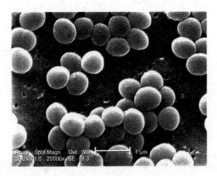

Figure 12.4 Staphylococci

◇ **-gen** **substance that produces** 发生物，生成物，……原
  pathogen an agent that causes disease 病原体
  carcinogen _____

    *Note: **carcin**/o means cancer.*

◇ **-phylaxis** **protection** 保护
  anaphylaxis extreme sensitivity to a substance 过敏

    *Note: **ana**- means up, excessive.*

  aphylaxis _____

◇ **-pyesis** **suppuration, pus formation** 化脓
  empyesis a pus-filled sac (on the skin) 脓疱
  arthropyesis _____

◇ **-static** **halting, stopping** 停，止
  hemostatic stopping the flow of blood 止血的
  cytostatic _____

◇ **-toxic** **poisonous** 有毒的
  hemotoxic pertaining to or causing blood poisoning 血毒素的，
  血中毒的
  neurotoxic _____

◇ **auto-** **self** 自己
  autoimmune attack directed against the body's own tissue 自身免
  疫的
  autocytolysis

◇ **macro-**　　　　　　**large** 大

　　macrophage　　　　a large cell that engulfs debris and micro-organisms

　　　　　　　　　　　巨噬细胞

　　macrocephaly　　　_____

◇ **micro-**　　　　　　**small, tiny** 小，微小

　　microfibril　　　　very fine fiber strand 微纤维

　　micro-organism　　_____

Exercise 5

Write the English meanings of the following suffixes and prefixes.

1.　-coccus　　_____
2.　-cide　　　_____
3.　-gen　　　_____
4.　micro-　　_____
5.　-phylaxis　_____
6.　-static　　_____
7.　-pyesis　　_____
8.　macro-　　_____
9.　auto-　　　_____
10.　-toxic　　_____

Exercise 6

Write out the English and Chinese meanings of the following terms.

1.　pro·phylaxis　_____
2.　**pepsino·**gen　_____
　　*Note: **pepsin**/o means digestive enzyme.*

3.　insecti·cide　_____
4.　macro·nucleus　_____
5.　**strepto·**coccus　_____
　　*Note: **strept**/o means a shape resembling a twisted chain.*

6.　auto·phagy　_____
7.　cyto·toxic　_____
8.　bacterio·static　_____
9.　micro·cephaly　_____

Section B   Review Sheet

No.	Combining Form	English and Chinese Meanings
1	adenoid/o	
2	all/o	
3	bacill/i	
4	bacteri/o	
5	blenn/o	
6	fung/i, myc/o	
7	immun/o	
8	lymphaden/o	
9	lymphangi/o	
10	lymph/o	
11	muc/o	
12	path/o	
13	phyt/o	
14	pseud/o	
15	splen/o	
16	spor/o	
17	thym/o	
18	tonsill/o	
19	vaccin/o	
20	vir/o, vir/u	
21	xen/o	

No.	Suffix and Prefix	English and Chinese Meanings
1	-cide	
2	-coccus	
3	-gen	
4	-phylaxis	
5	-pyesis	
6	-static	
7	-toxic	

No.	Suffix and Prefix	English and Chinese Meanings
8	auto-	
9	macro-	
10	micro-	

Section C　Medical Story

Doctors can only cure a limited number of patients in their lifetime,

but prevention can protect millions of people from infectious diseases.

（当一个医生一辈子能治好多少病人？如果能发明一种预防方法，即可使亿万人不得传染病！）

—Tang Feifan（汤飞凡）

Tang Feifan (1897–1958), a renowned Chinese virologist, had made outstanding contributions to the research and control of trachoma, and was awarded the Gold Medal from the International Organization Against Trachoma. He was also known as the "father of vaccines" in China, including China's first yellow fever vaccine, rabies vaccine, diphtheria vaccine and other vaccines. Please make a brief presentation about one of his stories and share with your classmates how his stories inspired you.

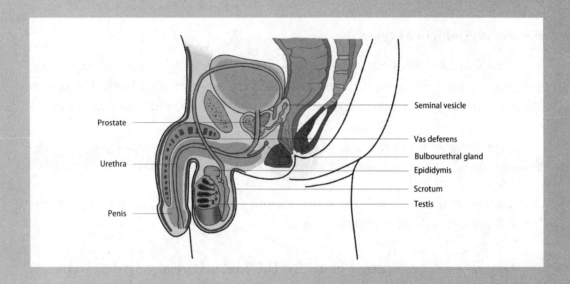

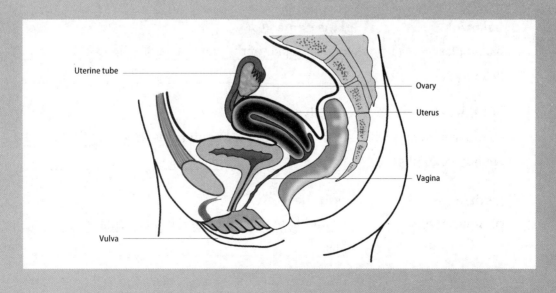

The reproductive system ensures the survival of the species. It comprises the reproductive organs responsible for the forming of reproductive cells and sex hormones.

Male reproductive organs

The male reproductive system ensures the sexual maturation of each male; influences male behavior; and produces, maintains, and transports the male sex cells (sperm cells) to the female reproductive tract.

The male reproductive system consists of the testes, secondary sex organs (penis, scrotum, the system of ducts, including the epididymis, ductus (vas) deferens, and urethra) and accessory glands (prostate, seminal vesicles, bulbourethral (Cowper) glands).

Female reproductive organs

The female reproductive system produces ova (egg cells); nourishes, carries, and protects the developing embryo; and nurses the newborn after birth. The system structures are the ovaries, uterine tubes, uterus, vagina, vulva, and mammary glands.

Section A Combining Forms, Prefixes, and Suffixes

In this section, you will learn three groups of combining forms and suffixes frequently used in the reproductive system.

Group 1 Combining Forms for the Male Reproductive System

◇ **balan/o**   **glans penis** 龟头
balanoplasty   surgical repair of the glans penis 龟头成形术
balanitis   _____

◇ **epididym/o**   **epididymis** 附睾
epididymorrhaphy   surgical suture of the epididymis 附睾缝合术
epididymography   _____

◇ **genit/o**   **genitalia** 生殖器
genitourinary   pertaining to the genital and urinary organs 泌尿生殖器的

genitoplasty _____

◇ **orchid/o, orchi/o**   **testis, testicle** 睾丸
orchidectomy   surgical removal of one or both testes 睾丸切除术
orchidopathy _____
anorchism   absence of the testes 无睾
orchiodynia _____

◇ **osche/o, scrot/o**   **scrotum** 阴囊
oscheocele   hernia in the scrotum 阴囊疝
oscheocentesis _____
scrotopexy   surgical fixation of the scrotum 阴囊固定术
scrotorrhaphy _____

◇ **pen/o, phall/o**   **penis** 阴茎
penoscrotal   pertaining to the penis and the scrotum 阴茎阴囊的
penotomy _____
phallo**campsis**   curvature of the penis 阴茎弯曲

> Note: **-campsis** means bending or curvature.

phallodynia _____

◇ **prostat/o**   **prostate gland** 前列腺
prostatocystitis   inflammation of the prostate and the bladder 前列腺
膀胱炎

prostatometer _____

◇ **semin/o**   **semen, seed** 精液
seminology   the study of the semen 精液学
inseminate _____

◇ **sperm/o, spermat/o**   **sperm, semen** 精子
spermolysis   dissolution of spermatozoa 精子溶解
oligospermia   (Figure 13.1)
spermatogenesis   formation and development of spermatozoa 精子发生
spermatoblast _____

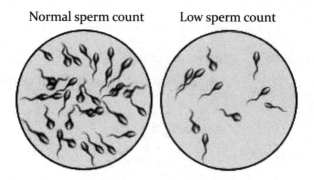

Normal sperm count　　　Low sperm count

Figure 13.1　Oligospermia

◇ **vas/o**　　　　　　　　**vessel** 管，**vas deferens** 输精管

vasovasostomy　　　　　reconnection of the ends of the severed vas deferens

　　　　　　　　　　　　输精管吻合术 (Figure 13.2)

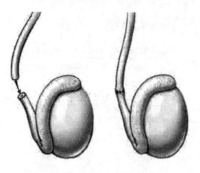

Figure 13.2　Vasovasostomy

vasodilation　　　　　　_____

◇ **vesicul/o**　　　　　　**seminal vesicle** 精囊

vesiculogram　　　　　　a radiograph of the seminal vesicles 精囊造影片

vesiculotomy　　　　　　_____

Exercise 1

Match the following combining forms with their meanings. Write the corresponding letter in the underlined space before each combining form.

	Combining Form	Meaning
_____	1.　balan/o	A.　scrotum
_____	2.　epididym/o	B.　semen
_____	3.　genit/o	C.　seminal vesicle
_____	4.　orchid/o, orchi/o	D.　sperm
_____	5.　osche/o, scrot/o	E.　testis

_____ 6. pen/o, phall/o   F. glans penis
_____ 7. prostat/o   G. penis
_____ 8. semin/o   H. epididymis
_____ 9. sperm/o, spermat/o   I. prostate gland
_____ 10. vas/o   J. vas deferens
_____ 11. vesicul/o   K. genitalia

Exercise 2

Write out the English and Chinese meanings of the following terms.

1. balano·rrhea   _____

2. epididymo·tomy   _____

3. genito·graphy   _____

4. orchido·ptosis   _____

5. scroto·cele   _____

6. peno·plasty   _____

7. prostato·lith   _____

8. semini·**ferous**   _____

   *Note: -**ferous** means carrying.*

9. spermato·rrhea   _____

10. vaso·section   _____

11. vesicul·itis   _____

Group 2   Combining Forms Related to the Female Reproductive System

◇ **amnio**   **amnion** 羊膜

amniocentesis   surgical puncture into the amnion 羊膜穿刺术 _____

                           (Figure 13.3) _____

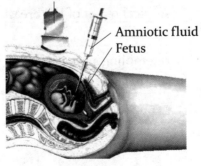

Figure 13.3   Amniocentesis

amnioblast _____

◇ **cervic/o**   **uterine cervix** 子宫颈
cervicitis   inflammation of the uterine cervix 子宫颈炎
cervicoscope _____

◇ **colp/o**   **vagina** 阴道
colpoplasty   surgical repair of the vagina 阴道成形术
colpocystocele _____

◇ **embry/o**   **embryo** 胚胎
embryologist   a physician who specializes in embryology 胚胎学家
embryogenesis _____

◇ **episi/o**   **vulva** 外阴
episiotomy   surgical incision into the vulva 外阴切开术
episiorrhaphy _____

◇ **fet/o**   **fetus** 胎儿
fetoscope   an instrument for viewing the fetus 胎儿镜
fetopathy _____

◇ **hyster/o, metr/o**   **uterus, womb** 子宫
hysteromyoma   myoma of the uterus 子宫肌瘤
hysterectomy _____
metrectasia   dilatation of the uterus 子宫扩张
metrocele _____

◇ **mamm/o, mast/o**   **breast** 乳房，**mammary gland** 乳腺
mammoplasty   surgical repair of the breast 乳房成形术
mammogram _____
mastoid   resembling a breast 乳状的，乳突的
mastodynia _____

◇ **omphal/o**　　　　**navel, umbilicus** 脐

omphalocele　　　congenital herniation of viscera near the navel 脐突出

omphalotomy　　　_____

◇ **o/o, ov/i**　　　　**egg, ovum** 卵

ooblast　　　　the embryonic cell from which oocyte develops 成卵细胞

oogenesis　　　_____

oviform　　　shaped like an egg 卵形的_____

ovigenic　　　_____

◇ **oophor/o, ovary/o**　　**ovary** 卵巢

oophorrhagia　　　ovarian hemorrhage 卵巢出血_____

oophoroma　　　_____

ovariectomy　　　surgical removal of one ovary or both ovaries 卵巢切除术

ovariocentesis　　　_____

◇ **salping/o**　　　　**oviduct, fallopian tube** 输卵管

salpingopexy　　　surgical fixation of an oviduct 输卵管固定术

salpingorrhexis　　　_____

Exercise 3

Write the combining forms of the following words. Some words have more than one combining form.

1. amnion　　_____

2. uterine cervix　　_____

3. vagina　　_____

4. embryo　　_____

5. vulva　　_____

6. fetus　　_____

7. uterus, womb　　_____

8. breast, mammary gland　　_____

9. egg, ovum　　_____

10. ovary　　_____

11. oviduct, fallopian tube　　_____

12. navel, umbilicus　　_____

Exercise 4

Write out the English and Chinese meanings of the following terms.

1. amnio·rrhexis _____
2. cervico·tomy _____
3. colpo·spasm _____
4. embryo·cardia _____
5. episio·stenosis _____
6. feto·**placent**·al _____
    *Note: **placent**/o means placenta.*
7. hystero·ptosis _____
8. mast·atrophy _____
9. oo·sperm _____
10. ovario·**cyesis** _____
    *Note: -**cyesis** means pregnancy.*
11. salpingo·rrhaphy _____
12. omphalo·rrhagia _____

Group 3 More Combining Forms and Suffixes Related to the Reproductive System

◇ **crypt/o**   **hidden** 隐蔽

cryptorchism   failure of one or both testes to descend into the scrotum 隐睾症

cryptomnesia _____

◇ **gamet/o**   **gamete, mature reproductive cell** 配子

gametogenesis   the development and maturation of reproductive cells 配子形成

gametocide _____

◇ **men/o**   **menstruation, menses** 月经

menopause   the permanent cessation of menstruation 绝经

menopenia _____

◇ **varic/o**   **varicose, swollen and twisted veins** 静脉曲张

varicocele   a varicose condition of the spermatic veins of the scrotum 精索静脉曲张

varicography

◇ **zo/o**　　**living being, animal life** 活体
azoospermia　　lack of live spermatozoa in the semen 精子缺乏
zoosperm

◇ **-arche**　　**beginning** 初始
menarche　　the beginning of menstrual period 初潮
pubarche

　　*Note: **pub**- means puberty.*

◇ **-cyesis**　　**pregnancy** 妊娠
pseudocyesis　　false pregnancy 假孕 (Figure 13.4)

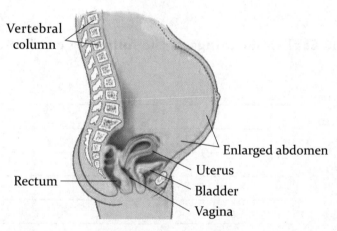

Vertebral column

Rectum

Enlarged abdomen
Uterus
Bladder
Vagina

Figure 13.4　Pseudocyesis

monocyesis

◇ **-didymus**　　**joined twins** 联体双胎
craniodidymus　　a malformed fetus with two heads 双头畸胎
thoracodidymus

◇ **-gravida**　　**pregnant woman** 孕妇
multigravida　　a woman who has been pregnant more than once 经产孕妇

primigravida

　　*Note: **primi**- means first.*

◇ **-para**   **the woman who has given birth 产妇**

nullipara   a woman who has never given birth 未产妇

multipara   _____

◇ **-partum**   **birth, labor 分娩**

peripartum   months before and after delivery 围产期

postpartum   _____

◇ **-spadias**   **cutting, tearing 裂**

epispadias   congenital absence of the upper wall of the urethra 尿
道上裂

hypospadias   _____

Exercise 5

Write the English meanings of the following combining forms and suffixes.

1. crypt/o   _____
2. gamet/o   _____
3. men/o   _____
4. varic/o   _____
5. zo/o   _____
6. -arche   _____
7. -cyesis   _____
8. -didymus   _____
9. -gravida   _____
10. -para   _____
11. -partum   _____
12. -spadias   _____

Exercise 6

Write out the English and Chinese meanings of the following terms.

1. crypto·genic   _____
2. gameto·cyte   _____
3. meno·rrhagia   _____

4.　varico·sis　_____

5.　zoo·phobia　_____

6.　gonad·arche　_____

7.　salpingo·cyesis　_____

8.　gastro·didymus　_____

9.　nulli·gravida　_____

10.　primi·para　_____

11.　pre·partum　_____

12.　para·spadias　_____

Section B　Review Sheet

No.	Combining Form	English and Chinese Meanings
1	amni/o	
2	balan/o	
3	cervic/o	
4	colp/o	
5	crypt/o	
6	embry/o	
7	episi/o	
8	epididym/o	
9	fet/o	
10	gamet/o	
11	genit/o	
12	hyster/o, metr/o	
13	mamm/o, mast/o	
14	men/o	
15	omphal/o	
16	o/o, ov/i	
17	oophor/o, ovary/o	
18	orchid/o, orchi/o	
19	osche/o, scrot/o	
20	pen/o, phall/o	

No.	Combining Form	English and Chinese Meanings
21	prostat/o	
22	salping/o	
23	semin/o	
24	sperm/o, spermat/o	
25	vas/o	
26	varic/o	
27	vesicul/o	
28	zo/o	

No.	Suffix	English and Chinese Meanings
1	-arche	
2	-cyesis	
3	-didymus	
4	-gravida	
5	-para	
6	-partum	
7	-spadias	

Section C   Medical Story

As long as I live, wards are where I will work

and taking care of the patients is what I will do.

（只要我一息尚存，我存在的场所便是病房，存在的价值就是医治病人。）

—Lin Qiaozhi（林巧稚）

Lin Qiaozhi (1901–1983), a renowned obstetrician and gynecologist in China, was known as the "Mother of Ten Thousand Babies" and the "Angel of Life". She had delivered more than 50,000 babies despite being unmarried and childless herself. She paid particular attention to helping Chinese women, especially those in rural areas, prevent gynecological diseases. Please make a brief presentation about one of her stories and share with your classmates how her stories inspired you.

Chapter 14

Integumentary System

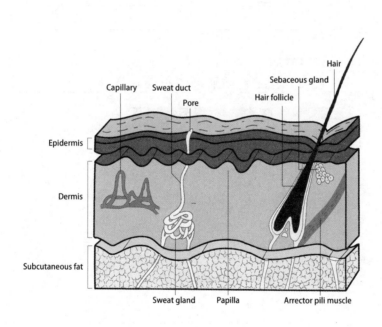

The integumentary system comprises the skin and its accessory organs, including hair, nails, and glands.

The skin is the largest organ in the body and covers the external surface of the body. It plays an important role in body defense, thermoregulation, sensation and vitamin D synthesis.

Section A   Combining Forms, Prefixes, and Suffixes

In this section, you will learn three groups of combining forms, prefixes and suffixes frequently used in the integumentary system.

Group 1   Combining Forms Related to the Skin

◇ **acanth/o**   **thorny, spiny** 棘状，棘，尖
acanthocyte   an abnormal red blood cell with thorny projections 棘
                     红细胞

acanthoma   _____

◇ **adip/o, lip/o**   **fat** 脂
adipocyte   a fat cell 脂肪细胞 (Figure 14.1)

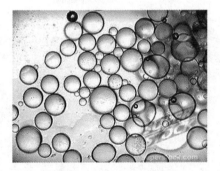

Figure 14.1   Adipocytes

adiposis   _____
lipoblast   immature fat cell 成脂细胞
lipoadenoma   _____

◇ **cil/i**   **cilium, eyelash** 睫毛，纤毛
ciliform   in the shape of cilium 睫毛状的，纤毛状的
ciliary   _____

◇ **derm/o, dermat/o**   **skin** 皮肤

dermopathy   any disease of the skin 皮肤病

dermitis   _____

dermatology   the study of the skin and its diseases 皮肤病学

dermatoplasty   _____

◇ **hidr/o**   **sweat** 汗，汗腺

anhidrosis   absence of sweating 无汗症

hidropoiesis   _____

◇ **kerat/o**   **horny** 角样的，**the horny layer of the skin** 角质层

keratodermatitis   inflammation of the horny layer of the skin 皮肤角质
层炎

keratogenesis   _____

◇ **onych/o**   **nail** 指（趾）甲，爪

onychodysplasia   abnormal nail development 甲发育异常

onychophagia   _____

◇ **seb/o**   **sebum** 脂，**sebaceous gland** 皮脂腺 (Figure 14.2)

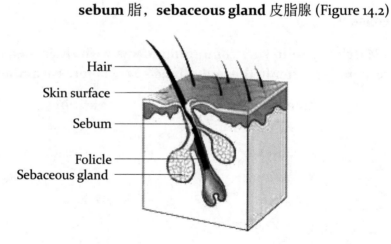

Hair
Skin surface
Sebum
Follicle
Sebaceous gland

Figure 14.2   Sebaceous gland

sebocystoma   tumor of the sac containing sebaceous gland 皮脂腺
囊肿

seborrhea   _____

◇ **squam/o**   **scale** 鳞，鳞屑

    squamous   made up of small scale-shaped cells 鳞状（细胞）的

    squamoid   _____

◇ **pil/o, trich/o**   **hair** 毛发

    pilosis   heavy growth of hair 多毛症 (Figure 14.3)

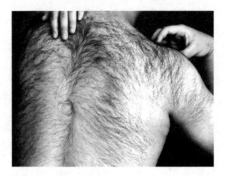

Figure 14.3   Pilosis

    pilology   _____

    trichosis   abnormal condition involved with hair 毛发病

    trichoadenoma   _____

Exercise 1

Match the following combining forms with their meanings. Write the corresponding letter in the underlined space before each combining form.

Combining Form	Meaning
_____ 1. cil/i	A. thorny
_____ 2. onych/o	B. sweat
_____ 3. acanth/o	C. sebum, sebaceous gland
_____ 4. seb/o	D. hair
_____ 5. adip/o, lip/o	E. fat
_____ 6. pil/o	F. skin
_____ 7. hidr/o	G. nail
_____ 8. kerat/o	H. scale
_____ 9. derm/o, dermat/o	I. cilium
_____ 10. squam/o	J. horny layer of the skin

Exercise 2

Write out the English and Chinese meanings of the following terms.

1. acantho·cephal·an _____
2. seb·um _____
3. dermat·itis _____
4. cili·um _____
5. squamo·cellular _____
6. kerato·lysis _____
7. trich·oid _____
8. onych·itis _____
9. lipo·cardiac _____
10. hyper·hidro·sis _____

Group 2   Combining Forms Related to the Integumentary System

◇ **acar/o**   **mite** 螨，壁虱 (Figure 14.4)

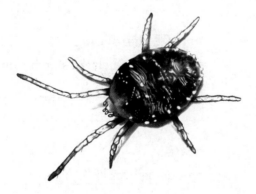

Figure 14.4   Mite

acarodermatitis   inflammation of the skin caused by mites 螨皮炎 _____

acarotoxic   _____

◇ **cyan/o**   **blue** 蓝色

dermocyanosis   blueness on the skin 皮肤紫癜，皮肤青紫 _____

acrocyanosis   _____

◇ **ichthy/o**　　　　　**fish** 鱼 , **scaly** 鱼鳞状的

ichthyoid　　　　　　resembling a fish 像鱼的，鱼状的

ichthyosis

◇ **melan/o**　　　　　**black** 黑色

melanoma　　　　　　a skin tumor containing dark pigment 黑色素瘤

　　　　　　　　　　(Figure 14.5)

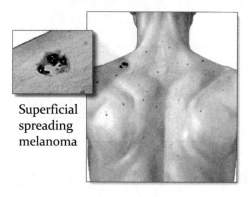

Superficial
spreading
melanoma

Figure 14.5　Melanoma

melanin

◇ **scler/o**　　　　　**hard** 硬 , **hardening** 硬化

scleroderma　　　　　a disease in which the skin becomes hardened and
　　　　　　　　　　thickened 硬皮病

sclerometer

◇ **therm/o**　　　　　**heat** 热

thermogenic　　　　　producing heat 产热的

thermostasis

◇ **trich/o**　　　　　**hair** 头发

atrichia　　　　　　　absence of hair 脱发，无毛

trichophagia

◇ **xanth/o**　　　　　**yellow** 黄色

xanthoma　　　　　　a yellow tumor on the skin 黄色瘤，脂瘤性纤维瘤

xanthoderma

◇ **xer/o**   **dry** 干燥

xer**ophthalm**ia   dryness of eyes 干眼症 _____

> Note: **ophthalm**/o means eye.

xeroderma   _____

Exercise 3

Write the combining forms of the following words.

1. mite   _____
2. hair   _____
3. heat   _____
4. blue   _____
5. fish, scaly   _____
6. hard, hardening _____
7. dry   _____
8. black   _____
9. yellow   _____

Exercise 4

Write out the English and Chinese meanings of the following terms.

1. therm·algia   _____
2. melano·cyte   _____
3. tricho·pathy   _____
4. acaro·phobia   _____
5. ichthyo·logy   _____
6. xantho·**phyll** _____

> Note: **-phyll** means leaf or leaf structure.

7. cyano·pathy   _____
8. sclero·protein   _____
9. xero·cheilia   _____

Group 3　Suffixes and Prefixes Related to the Integumentary System

◇ **-chalasis**　　　　　　　**relaxing, loosening** 松弛

　dermochalasis　　　　　　looseness of skin 皮肤松弛症

　blepharochalasis　　　　　_____

◇ **-cle**　　　　　　　　　　**smallness** 小

　follicle　　　　　　　　　a small hollow in the skin from which hairs grow 毛囊

　denticle　　　　　　　　　_____

◇ **-derma**　　　　　　　　**skin condition** 皮肤

　pyoderma　　　　　　　　a bacterial skin inflammation 脓皮病

　scleroderma　　　　　　　_____

◇ **-helcosis**　　　　　　　**ulceration** 溃疡形成

　onychohelcosis　　　　　　ulceration of the nail 甲溃疡

　gastrohelcosis　　　　　　_____

◇ **-mycosis**　　　　　　　**fungal infection** 真菌感染

　dermomycosis　　　　　　fungal infection of the skin 皮肤真菌病

　enteromycosis　　　　　　_____

◇ **-onychia**　　　　　　　**nail condition** 指（趾）甲病

　macronychia　　　　　　　abnormal enlargement of the fingernails 巨甲症

　anonychia　　　　　　　　_____

◇ **-phyte**　　　　　　　　**growth** 生长物, **plant** 菌, 植物

　dermophyte　　　　　　　the plant that grows on skin 皮真菌

　osteophyte　　　　　　　　_____

◇ **-tome**　　　　　　　　**instrument for cutting** 刀, 切片机

　dermatome　　　　　　　a surgical instrument for cutting very thin slices of skin 皮刀 (Figure 14.6)

　arthrotome　　　　　　　_____

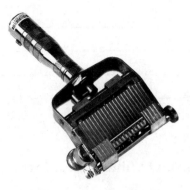

Figure 14.6　Dermatome

◇ **meso-**　　　　　　　**middle** 中间

mesoderm　　　　　the middle of the three cell layers 中胚层

mesodontia　　　　_____

◇ **pachy-**　　　　　　　**thick** 肥厚的

pachyderma　　　　abnormal thickening of the skin 皮肥厚，厚皮

pachyonychia　　　_____

◇ **syn-, sym-**　　　　　**same** 相同的，**together** 一起，共同

syn**thesis**　　　　　the process of putting together as a whole 合成

    Note: -**thesis** means the process of setting, putting or placing.

syn**chron**ize　　　　_____

    Note: **chron**/o means time.

symbiosis　　　　　condition of living together 共生现象

symmetry　　　　　_____

Exercise 5

Write the English meanings of the following suffixes and prefixes.

1.　-tome　　　　_____

2.　-helcosis　　_____

3.　syn-, sym-　_____

4.　-chalasis　　_____

5.　-phyte　　　_____

6.　-onychia　　_____

7.　meso-　　　_____

8. -derma   _____

9. -cle   _____

10. pachy-   _____

11. -mycosis   _____

Exercise 6

Write out the English and Chinese meanings of the following terms.

1. hypo·derma   _____

2. syn·**ergy**   _____

      Note: **erg**/**o** means work, or exert.

3. helco·plasty   _____

4. amphi·phyte   _____

5. leuk·onychia   _____

6. a·chalasis   _____

7. oto·mycosis   _____

8. **corpus**·cle   _____

      Note: **corpus** means body.

9. neuro·tome   _____

10. pachy·glossia   _____

11. meso·cephal·ic   _____

Section B   Review Sheet

No.	Combining Form	English and Chinese Meanings
1	acar/o	
2	acanth/o	
3	adip/, lip/o	
4	cil/i	
5	cyan/o	
6	derm/o, dermat/o	
7	hidr/o	
8	ichthy/o	
9	kerat/o	

No.	Combining Form	English and Chinese Meanings
10	melan/o	
11	onych/o	
12	pil/o, trich/o	
13	scler/o	
14	seb/o	
15	squam/o	
16	therm/o	
17	trich/o	
18	xanth/o	
19	xer/o	

No.	Suffix and Prefix	English and Chinese Meanings
1	-chalasis	
2	-cle	
3	-derma	
4	-helcosis	
5	-mycosis	
6	-onychia	
7	-phyte	
8	-tome	
9	meso-	
10	pachy-	
11	syn-, sym-	

Section C   Medical Story

To save lives and train excellent medical staff,

doctors should work tirelessly until the end of life.

（为了治病救人，培养出色的医务人员，我们要鞠躬尽瘁，死而后已。）

—Hu Chuankui（胡传揆）

Hu Chuankui (1901–1986), an outstanding medical educator and dermatologist, devoted all his life to the education of medical students and the research on the prevention and treatment of dermatology and venereal diseases. He made great contributions to the eradication of venereal diseases such as syphilis and the control of tinea capitis and leprosy in China. Please make a brief presentation about one of his stories and share with your classmates how his stories inspired you.

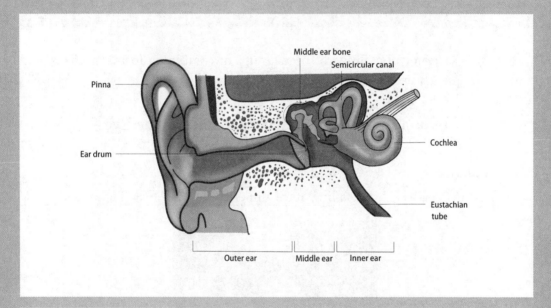

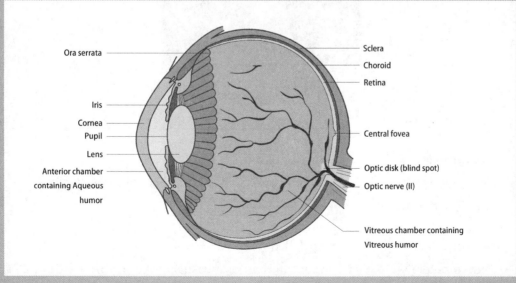

The eye and the ear are sense organs responsible for vision, hearing, and balance.

The eye constantly adjusts the amount of light it lets in, focuses on objects near and far, and produces continuous images that are instantly transmitted to the brain. It consists of the eyeball and accessory structures (eyelid or palpebra, conjunctiva lacrimal apparatus, and the extrinsic eye muscles). The eyes are paired to provide stereoscopic vision.

The ear has the receptors for both hearing and equilibrium. It is divided into three parts: the outer ear, the middle ear or tympanic cavity, and the inner ear or labyrinth. The ears are also paired to accurately locate the source of sound.

Section A   Combining Forms, Prefixes and Suffixes

In this section, you will learn three groups of combining forms, prefixes, and suffixes, frequently used in the special senses.

Group 1   Combining Forms Related to the Eye

◇ **blephar/o**   **eyelid** 眼睑
blepharoptosis   falling of the upper eyelid 眼睑下垂 (Figure 15.1)

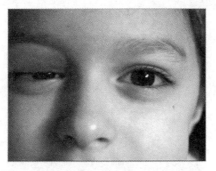

Figure 15.1   Blepharoptosis

blepharoplasty   _____

◇ **conjunctiv/o**   **conjunctiva** 结膜
conjunctivoma   a tumor composed of conjunctival tissue 结膜瘤
conjunctivitis   _____

◇ **core/o, pupill/o**   **pupil** 瞳孔
coreometer   an instrument for measuring the width of the pupil 瞳

孔计

coreoplasty	
pupilloscope	an instrument for viewing the pupil 瞳孔检查器
pupillotomy	

◇ **corne/o, kerat/o** **cornea** 角膜，**horny** 角样的

corneoplasty	surgical repair of the cornea 角膜成形术
corneous	
keratocele	protrusion of the cornea 角膜突出
keratocentesis	

◇ **dacry/o, lacrim/o** **tear** 眼泪

dacryoadenalgia	pain in a lacrimal gland 泪腺痛
dacryocyst	
lacrimotome	an instrument for cutting the tear sac or duct 泪管刀
lacrimal	(Figure 15.2)

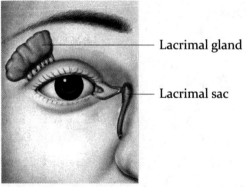

— Lacrimal gland

— Lacrimal sac

Figure 15.2   Lacrimal sac & Lacrimal gland

◇ **dacryocyst/o** **lacrimal sac** 泪囊

dacryosystocele	hernia of lacrimal sac 泪囊突出
dacryocystography	

◇ **ocul/o, ophthalm/o** **eye** 眼

oculomotor	pertaining to eye movements 眼球运动的
oculomuscular	
ophthalmocele	abnormal protrusion of the eyeball 眼球突出
ophthalmodynia	

◇ **opt/o, optic/o**   **vision** 视力

opto**acoust**ic   pertaining to both vision and hearing 视听的

   Note: *acoust/o means hearing.*

optometer   _____

opticothalamic   pertaining to optic thalamus 视脑丘的

optico**chiasmat**ic   _____

   Note: *chiasmat/o means intersection.*

◇ **phak/o, phac/o**   **lens** 晶状体

phakocele   abnormal protrusion of the lens 晶状体突出

phakoma   _____

phacocyst   a sac containing lens 晶状体囊

phacolysis   _____

◇ **retin/o**   **retina** 视网膜

retinography   process of recording the X-ray image of the retina 视
              网膜照相术

retinoblastoma   _____

◇ **scler/o**   **sclera** 巩膜

sclerocorneal   pertaining to both sclera and cornea 巩膜角膜的

scleritis   _____

◇ **vitre/o, hyal/o**   **glassy** 玻璃样的，**vitreous body** 玻璃体

vitreocorneal   pertaining to vitreous body and cornea 玻璃体角膜的

vitreolysis   _____

hyalocyte   vitreous cell 玻璃体细胞

hyaloid   _____

Exercise 1

Match the following combining forms with their meanings. Write the corresponding letter in the underlined space before each combining form.

	Combining Form	Meaning
_____ 1.	blephar/o	A. tear
_____ 2.	kerat/o, corne/o	B. pupil
_____ 3.	dacry/o, lacrim/o	C. cornea
_____ 4.	ocul/o, ophthalm/o	D. conjunctiva

_____ 5. opt/o, optic/o   E. eyelid
_____ 6. phak/o, phac/o   F. vitreous body
_____ 7. hyal/o   G. lens
_____ 8. dacryocyst/o   H. vision
_____ 9. core/o, pupill/o   I. eye
_____ 10. conjunctiv/o   J. lacrimal sac

Exercise 2

Write out the English and Chinese meanings of the following terms.

1. blepharo·spasm   _____
2. conjunctivo·plasty   _____
3. corneo·conjunctiv·al _____
4. dacryo·lith   _____
5. optic·ian   _____
6. dacryocysto·stenosis _____
7. ocul·ar   _____
8. vitreo·retin·al   _____
9. sclero·kerat·itis   _____
10. phaco·toxic   _____

Group 2   Combining Forms Related to Other Senses

◇ **acoust/o**   **sound** 声音，**hearing** 听觉
acoustometer   an instrument for measuring the sound level 测声仪
acousto-optic   _____

◇ **audi/o**   **hearing** 听力
audioaid   a device to aid hearing 助听器 (Figure 15.3)

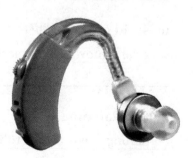

Figure 15.3   Audioaid

audiograph

_____

◇ **bar/o**   **weight** 重量，**pressure** 压力

baro**gnosis**   conscious perception of weight 压觉

> _Note: **-gnosis** means recognition or knowledge._

barometer

_____

◇ **ot/o**   **ear** 耳，**ear-like structure** 耳状结构

otoplasty   surgical repair of the ear 耳成形术

oto**cleisis**

> _Note: **-cleisis** means closure._

◇ **cochle/o**   **cochlea** 耳蜗 , **snail-like structure** 蜗状结构 (Figure 15.4)

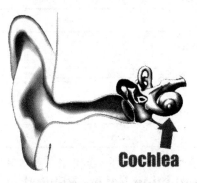

Figure 15.4   Cochlea

cochleogram   a record of the activity of the cochlea 耳蜗图

cochleotomy

◇ **labyrinth/o**   **labyrinth** 迷路

labyrinthotomy   a surgical incision into the labyrinth 迷路切开术

labyrinthitis

◇ **mastoid/o**   **mastoid process** 乳突

mastoidectomy   surgical removal of the mastoid process 乳突切除术

mastoidoplasty

◇ **salping/o**   **eustachian tube** 咽鼓管

salpingopharyngeal   pertaining to eustachian tube and pharynx 咽鼓管咽的

salpingoscope   (Figure 15.5)

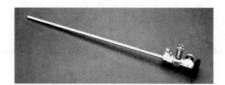

Figure 15.5   Salpingoscope

◇ **tact/o**   **touch** 触觉

tactoreceptor   a receptor that responds to touch 触觉感受器 _____

tactile   _____

◇ **tympan/o, myring/o**   **tympanic membrane** 鼓膜

tympanocentesis   surgical puncture into the tympanic membrane 鼓膜
                                        穿刺术 _____

tympanomastoid   _____

myringotome   an instrument for cutting the tympanic membrane 鼓
                                        膜刀 _____

myringostomy   _____

◇ **vestibul/o**   **vestibule** 前庭

vestibulocochlear   pertaining to the vestibule and the cochlea 前庭耳蜗的 _____

vestibulopathy   _____

Exercise 3

**Write the combining forms of the following words. Some words have
more than one combining form.**

1. labyrinth   _____
2. tympanic membrane   _____
3. sound   _____
4. vestibule   _____
5. eustachian tube   _____
6. weight   _____
7. cochlea   _____
8. touch   _____
9. ear   _____
10. mastoid process   _____

Exercise 4

Write out the English and Chinese meanings of the following terms.

1. tympano·plasty   _____
2. tacto·meter   _____
3. myringo·mycosis   _____
4. mastoid·itis   _____
5. labyrinth·ectomy   _____
6. oto·pyo·rrhea   _____
7. cochleo·vestibul·ar   _____
8. baro·receptor   _____
9. audio·genic   _____
10. acousto·gram   _____
11. salpingo·scopy   _____

Group 3   More Combining Forms and Suffixes Related to the Special Senses

◇ **ambly/o**   **dull，dim 暗，模糊**

amblyopia   decreased eye vision 弱视

amblyoscope   _____

◇ **anis/o**   **unequal 不等**

anisometropia   inequality in the measurement of the two eyes 两眼屈光不等

anisodontia   _____

◇ **phot/o**   **light 光**

photophobia   abnormal fear of light 畏光

phototherapy   _____

◇ **presby/o**   **old age 老年**

presbyopia   diminution of visual acuity due to old age 老花眼

presbyacusia   _____

◇ **-acusia, -acusis**　　**hearing condition** 听觉状况

dysacusia　　a hearing impairment 听觉障碍

hyperacusia

paracusis　　impaired or incorrect hearing 听觉错误

anacusis

◇ **-geusia**　　**taste** 味觉

ageusia　　absence of the sense of taste 味觉丧失

parageusia

◇ **-opia**　　**vision** 视力

diplopia　　double vision 复视

　　　　*Note: **dipl**/**o** means double.*

triplopia

◇ **-osmia**　　**smelling** 嗅觉

anosmia　　lack of sense of smell 嗅觉丧失

dysosmia

◇ **-otia**　　**ear condition** 耳朵状况

cryptotia　　hidden ear 隐耳

microtia　　(Figure 15.6)

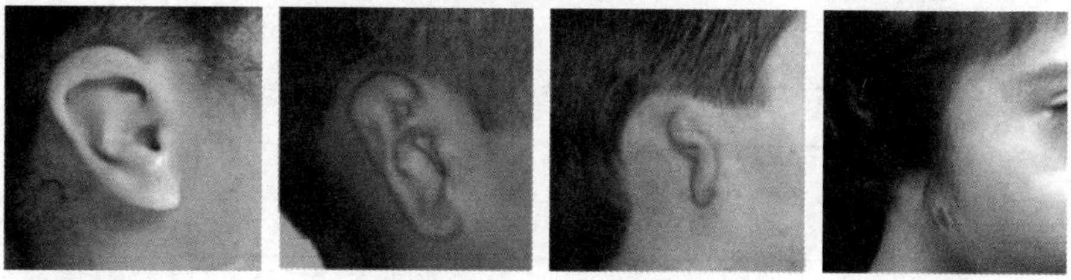

Grade 1　　　Grade 2　　　Grade 3　　　Grade 4

Figure 15.6　Degrees of microtia

◇ **-tropia**　　**turning** 转，变向

exotropia　　outward deviation of the eye 外斜视 (Figure 15.7)

hypertropia

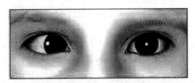

Esotropia

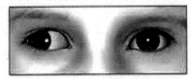

Exotropia

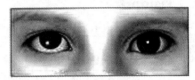

Hypertropia

Figure 15.7   Types of eye deviation

Exercise 5

Write the English meanings of the following combining forms and suffixes.

1. phot/o _____
2. -acusis _____
3. anis/o _____
4. -osmia _____
5. -geusia _____
6. ambly/o _____
7. presby/o _____
8. -otia _____
9. -tropia _____
10. -opia _____

Exercise 6

Write out the English and Chinese meanings of the following terms.

1. aniso·myopia _____

2. hypo·geusia   _____

3. hyper·opia   _____

4. an·otia   _____

5. **eso**·tropia   _____

   *Note: **eso**- means inner, within.*

6. hemi·an·acusia   _____

7. photo·aging   _____

8. pseud·osmia   _____

9. ambly·opia·genic _____

10. presby·cardia   _____

Section B   Review Sheet

No.	Combining Form	English and Chinese Meanings
1	acoust/o	
2	ambly/o	
3	anis/o	
4	audi/o	
5	bar/o	
6	blephar/o	
7	cochle/o	
8	conjunctiv/o	
9	corne/o, kerat/o	
10	core/o, pupill/o	
11	dacry/o, lacrim/o	
12	dacryocyst/o	
13	labyrinth/o	
14	mastoid/o	
15	ocul/o, ophthalm/o	
16	opt/o, optic/o	
17	ot/o	
18	phak/o, phac/o	
19	phot/o	

No.	Combining Form	English and Chinese Meanings
20	presby/o	
21	retin/o	
22	salping/o	
23	scler/o	
24	tact/o	
25	tympan/o, myring/o	
26	vestibul/o	
27	vitre/o, hyal/o	

No.	Suffix	English and Chinese Meanings
1	-acusia, -acusis	
2	-geusia	
3	-opia	
4	-osmia	
5	-otia	
6	-tropia	

Section C   Medical Story

I would like to be a ladder for students to reach the pinnacle of medicine.

（我愿意做人梯，让学生们从我的背上爬上医学的巅峰！）

—Guo Bingkuan（郭秉宽）

Guo Bingkuan (1904–1991) was a famous ophthalmologist in China, known as the "father of Chinese ophthalmology". As early as 1945, he performed the first corneal transplantation in China, making an outstanding contribution to the development of modern ophthalmology. A year later, he proposed for the first time that early corneal pannus could be an important diagnostic indicator of early trachoma. In 1950, he published *Ophthalmology*, the first systematic ophthalmology monograph in China. Please make a brief presentation about one of his stories and share with your classmates how his stories inspired you.

Index

Prefixes, Combining forms and suffixes	English & Chinese Meanings	Chapter
amphi-	on both sides 两边，both 两者	Ch.4
amyl/o	starch 淀粉	Ch.6
andr/o	androgen 雄性激，male 雄性	Ch.10
angi/o	vessel 管	Ch.7
anis/o	unequal 不等	Ch.15
anti-	against 反，抗	Ch.3
aort/o	aorta 主动脉	Ch.7
append/o, appendic/o	appendix 阑尾	Ch.6
-ar	pertaining to 与……有关的	Ch.2
-arche	beginning 初始	Ch.13
arteri/o	artery 动脉	Ch.7
arteriol/o	arteriole, small artery 小动脉	Ch.7
arthr/o	joint 关节	Ch.4
-ary	pertaining to 与……有关的	Ch.2
-ase	enzyme 酶	Ch.6
-asthenia	weakness, debility 虚弱，无力	Ch.9
astr/o	star 星，星形	Ch.9
atel/o	incomplete 不完全	Ch.8
-ation	action 行为，state 状态	Ch.2
atri/o	atrium（心）房	Ch.7
audi/o	hearing 听力	Ch.15
auto-	self 自己	Ch.12
axill/o	armpit 腋窝	Ch.5
azot/o	urea 尿素，nitrogen 氮	Ch.11
bacill/i	bacillus 杆菌	Ch.12
bacteri/o	bacterium 细菌	Ch.12
balan/o	glans penis 龟头	Ch.13
bar/o	weight 重量，pressure 压力	Ch.15
bi-, di-	two 二	Ch.3
-blast	embryonic cell, forming cell 胚细胞，成……细胞	Ch.4
blenn/o	mucus 粘液，pus 脓	Ch.12

Prefixes, Combining forms and suffixes	English & Chinese Meanings	Chapter
blephar/o	eyelid 眼睑	Ch.15
brachi/o	arm 臂	Ch.5
brachy-	short 短的	Ch.8
brady-	slow 徐缓	Ch.7
bronch/o, bronchi/o	bronchus 支气管	Ch.8
bronchiol/o	bronchiole, small bronchus 细支气管	Ch.8
bucc/o	cheek 面颊	Ch.5
burs/o	bursa 关节囊	Ch.4
cal/i, calic/o	cup 杯，renal calyx 肾盏	Ch.11
calc/i	calcium 钙	Ch.10
-capnia	carbon dioxide 二氧化碳	Ch.8
cardi/o	heart 心脏	Ch.7
cardiomy/o, myocardi/o	heart muscle 心肌	Ch.5
cec/o	cecum 盲肠	Ch.6
-cele	hernia 疝气，protrusion 膨出	Ch.2
centi-	one hundredth 百分之一	Ch.3
cephal/o	head 头	Ch.5
-ceps	muscular point or head 头	Ch.5
cerebell/o	cerebellum 小脑	Ch.9
cerebr/o	cerebrum 大脑	Ch.9
cervic/o	neck 颈，uterine cervix 子宫颈	Ch.5，13
-chalasis	relaxing, loosening 松弛	Ch.14
cheil/o, labi/o	lip 唇	Ch.6
chir/o	hand 手	Ch.4
chol/e	bile 胆汁	Ch.6
cholangi/o	bile vessel 胆管	Ch.6
cholecyst/o	gallbladder 胆囊	Ch.6
choledoch/o	common bile duct 胆总管	Ch.6
chondr/o	cartilage 软骨	Ch.4
-cian	professional, expert 专家	Ch.2

Prefixes, Combining forms and suffixes	English & Chinese Meanings	Chapter
-cide	an agent that kills 杀……剂，the act of killing 杀	Ch.12
cil/i	cilium, eyelash 睫毛，纤毛	Ch.14
circum-	around, surrounding 周围，围绕	Ch.3
-clasia, -clasis	breaking 破坏	Ch.4
-clast	a cell or instrument that breaks 破……细胞，折断……工具	Ch.4
-cle	smallness 小	Ch.14
-clysis	washing 灌洗，irrigation 灌注	Ch.11
-coccus	round bacterium 球菌	Ch.12
cochle/o	cochlea 耳蜗，snail-like structure 蜗状结构	Ch.15
col/o, colon/o	colon 结肠	Ch.6
colp/o	vagina 阴道	Ch.13
coni/o	dust 尘	Ch.8
conjunctiv/o	conjunctiva 结膜	Ch.15
contra-	against 反对，opposite 相反	Ch.3
core/o, pupil/o	pupil 瞳孔	Ch.15
corne/o, kerat/o	cornea 角膜，horny 角样的	Ch.15
cortic/o	cortex 皮质	Ch.9
cost/o	ribs 肋骨	Ch.4
counter-	opposite 相反	Ch.3
crani/o	skull, cranium 颅骨	Ch.4
crin/o	secretion 分泌	Ch.10
crypt/o	hidden 隐蔽	Ch.13
cyan/o	blue 蓝色	Ch.14
-cyesis	pregnancy 妊娠	Ch.13
cyst/o	sac 囊，bladder 膀胱	Ch.11
cyt/o	cell 细胞	Ch.7
-cytosis	slight increase of cells 细胞增多	Ch.7
dacry/o, lacrim/o	tear 眼泪	Ch.15
dacryocyst/o	lacrimal sac 泪囊	Ch.15

Prefixes, Combining forms and suffixes	English & Chinese Meanings	Chapter
dactyl/o	finger 指头, toe 趾头	Ch.4
de-	down 向下, off 分离, lack of 除去	Ch.3
deca-	ten 十	Ch.3
deci-	one-tenth 十分之一	Ch.3
dent/i, odont/o	tooth 牙	Ch.6
derm/o, dermat/o	skin 皮肤	Ch.14
-derma	skin condition 皮肤	Ch.14
-desis	surgical binding 固定术, fusion 融合术	Ch.4
dia-	through 通过, complete 完全	Ch.3
-didymus	joined twins 联体双胎	Ch.13
dips/o	thirst 渴	Ch.11
-dipsia	thirst 渴	Ch.10
dis-	separation 分离, away from 去除	Ch.3
disk/o	disc 盘, intervertebral disc 椎间盘	Ch.4
duoden/o	duodenum 十二指肠	Ch.6
dur/o	dura mater 硬脑膜	Ch.9
-dynia	pain 疼痛	Ch.2
dys-	bad, difficult 不良, 障碍, 困难	Ch.10
-eal	pertaining to 与……有关的	Ch.2
-ectasia, -ectasis	dilation 扩张	Ch.8
-ectomy	excision, removal 切除术	Ch.6
electr/o	electricity 电	Ch.7
embry/o	embryo 胚胎	Ch.13
-emia	abnormal blood condition 血液疾病, 血症	Ch.7
encephal/o	brain 脑	Ch.9
enter/o	intestine 肠	Ch.6
epi-	above 上面	Ch.3
epididym/o	epididymis 附睾	Ch.13
epiglott/o	epiglottis 会厌	Ch.8
episi/o	vulva 外阴	Ch.13
erythr/o	red 红色	Ch.7

Prefixes, Combining forms and suffixes	English & Chinese Meanings	Chapter
esophag/o	esophagus 食管，食道	Ch.6
-esthesia	feeling 感觉	Ch.9
eu-	good, normal 正常	Ch.10
extra-	out, outside 外	Ch.3
faci/o	face 面	Ch.5
fasci/o	fascia 筋膜	Ch.5
fet/o	fetus 胎儿	Ch.13
fibr/o	fiber 纤维	Ch.4
-form	in the form of, resembling……状的，……样的	Ch.8
fung/i, myc/o	fungus 真菌	Ch.12
galact/o, lact/o	milk 乳	Ch.10
gamet/o	gamete, mature reproductive cell 配子	Ch.13
gangli/o, ganglion/o	ganglion 神经节	Ch.9
gastr/o	stomach 胃	Ch.6
-gen	substance that produces 发生物，生成物，……原	Ch.12
-genesis	formation, producing 生成	Ch.10
genit/o	genitalia 生殖器	Ch.13
-geusia	taste 味觉	Ch.15
gli/o	neuroglia 神经胶质	Ch.9
glomerul/o	glomerulus 肾小球	Ch.11
gloss/o, lingu/o	tongue 舌	Ch.5
glyc/o, gluc/o	sugar, glucose 糖，葡萄糖	Ch.6
gon/o	sex glands 性腺，genitalia 生殖器	Ch.10
gonad/o	sex glands 性腺	Ch.10
-gram	record 记录，image 影像	Ch.2
granul/o	granule 颗粒体	Ch.7
-graph	instrument to record 记录器，描绘器	Ch.2
-graphy	process of recording 记录	Ch.2
-gravida	pregnant woman 孕妇	Ch.13
gynect/o	female, woman 女性	Ch.10
hecto-	one hundred 一百	Ch.3

Prefixes, Combining forms and suffixes	English & Chinese Meanings	Chapter
-helcosis	ulceration 溃疡形成	Ch.14
hem/o, hemat/o	blood 血	Ch.7
hemi-, semi-	half 半，partial 部分	Ch.3
hepat/o	liver 肝	Ch.6
hidr/o	sweat 汗，汗腺	Ch.14
hist/o	tissue 组织	Ch.10
hom/o, home/o	same, alike 相同	Ch.10
hormon/o	hormone 激素	Ch.10
hydr/o	water 水，fluid 液体	Ch.11
hyper-	excessive 过多，亢进	Ch.10
hypo-	deficient 过少，减退	Ch.10
hypophys/o, pituitar/i	pituitary gland, hypophysis 垂体	Ch.10
hyster/o, metr/o	uterus, womb 子宫	Ch.13
-ia	abnormal condition 情况，病态	Ch.2
-ible	able, allowing 能够，允许	Ch.2
-ic	pertaining to 与……有关的	Ch.2
ichthy/o	fish 鱼，scaly 鱼鳞状的	Ch.14
idi/o	self 自身，自发	Ch.10
ile/o	ileum 回肠	Ch.6
im-, in-	not 否定，与……相反	Ch.3
immun/o	defense, protection 免疫	Ch.12
-in	substance 物质	Ch.9
inguin/o	groin 腹股沟	Ch.5
insulin/o	insulin 胰岛素	Ch.10
inter-	between 间，中间	Ch.3
intra-	within, inside 内	Ch.3
-ism	abnormal state 异常状态	Ch.2
-ist	expert 专家	Ch.2
-itis	inflammation 炎症	Ch.2
-ity	quality 性质，state 状态	Ch.2
jejun/o	jejunum 空肠	Ch.6

Prefixes, Combining forms and suffixes	English & Chinese Meanings	Chapter
kal/i	potassium 钾	Ch.10
kary/o, nucle/o	nucleus 核	Ch.7
kerat/o	horny 角样的，horny layer of the skin 角质层	Ch.14
kilo-	one thousand 一千	Ch.3
-kinesia, -kinesis	movement 运动	Ch.5
labyrinth/o	labyrinth 迷路	Ch.15
laryng/o	larynx 喉	Ch.8
leiomy/o	smooth muscle 平滑肌	Ch.5
-lemma	sheath, membrane 膜	Ch.9
lept/o	thin 细的，soft 软的	Ch.9
-less	without 没有的	Ch.2
leuk/o	white 白色	Ch.7
-lexia	reading 读	Ch.9
ligament/o	ligament 韧带	Ch.4
lip/o	fat 脂肪	Ch.6
-listhesis	displacement 脱位，slipping 滑脱	Ch.4
lith/o	stone 石，结石	Ch.11
-lithiasis	formation of stones 结石形成	Ch.11
lob/o	lobe 叶	Ch.8
-logy	the study of 学科，……学	Ch.2
lumb/o	lower back 腰部	Ch.4
lymph/o	lymph 淋巴	Ch.12
lymphaden/o	lymph node 淋巴结	Ch.12
lymphangi/o	lymphatic vessel 淋巴管	Ch.12
-lysis	breaking down 分解	Ch.5
macro-	large 大	Ch.12
-malacia	softening 软化	Ch.7
mamm/o, mast/o	breast 乳房，mammary gland 乳腺	Ch.13
-mania	madness 狂，obsession 痴	Ch.9
mastoid/o	mastoid process 乳突	Ch.15
meat/o	meatus 尿道口	Ch.11

Prefixes, Combining forms and suffixes	English & Chinese Meanings	Chapter
mediastin/o	mediastinum 纵隔膜	Ch.8
medull/o	medulla 髓，spinal cord 脊髓	Ch.9
-megaly	enlargement 增大，肿大	Ch.2
melan/o	black 黑色	Ch.14
melit/o	honey 糖	Ch.11
men/o	menstruation, menses 月经	Ch.13
mening/o	meninges 脑脊膜	Ch.9
menisc/o	meniscus 半月板，a crescent-shaped structure, 半月状结构	Ch.4
meso-	middle 中间	Ch.14
meta-	beyond 超过，change 改变	Ch.4
-meter	instrument for measuring 测量仪	Ch.5
-metry	process of measuring 测量法	Ch.5
micro-	small, tiny 小，微小	Ch.12
milli-	one thousandth 千分之一	Ch.3
mnes/o	memory 记忆	Ch.9
mono-, uni-	one 单，一	Ch.3
morph/o	shape 形态	Ch.7
muc/o	mucus 黏液	Ch.12
my/o	muscle 肌肉	Ch.5
-mycosis	fungal infection 真菌感染	Ch.14
myel/o	spinal cord 脊髓，bone marrow 骨髓	Ch.4，9
myx/o	mucus 粘液	Ch.5
nephr/o, ren/o	kidney 肾	Ch.11
neur/o	nerve 神经	Ch.9
noct/o	night 夜晚	Ch.11
non-	not 非，无，不	Ch.3
o/o, ov/i	egg, ovum 卵	Ch.13
ocul/o, ophthalm/o	eye 眼	Ch.15
-oid	resembling 像	Ch.5
olig/o	few, scanty 稀少	Ch.11

Prefixes, Combining forms and suffixes	English & Chinese Meanings	Chapter
omphal/o	navel, umbilicus 脐	Ch.13
onych/o	nail 指（趾）甲，爪	Ch.14
-onychia	nail condition 指（趾）甲病	Ch.14
oophor/o, ovary/o	ovary 卵巢	Ch.13
-opia	vision 视力	Ch.15
opt/o, optic/o	vision 视力	Ch.15
-or	object or person that performs certain action 做……之物或人	Ch.2
or/o, stomat/o	mouth 口	Ch.6
orchid/o,orchi/o	testis, testicle 睾丸	Ch.13
-orexia	appetite 食欲	Ch.6
orth/o	straight 正，直	Ch.8
osche/o, scrot/o	scrotum 阴囊	Ch.13
-osis	abnormal condition 异常情况	Ch.2
-osmia	smelling 嗅觉	Ch.15
oste/o	bone 骨	Ch.4
ot/o	ear 耳, ear-like structure 耳状结构	Ch.15
-otia	ear condition 耳朵状况	Ch.15
-ous	pertaining to 与……有关的，having the quality of……样的	Ch.2
ox/i	oxygen 氧	Ch.8
-oxia	oxygen 氧	Ch.8
pachy-	thick 肥厚的	Ch.14
palat/o	palate 腭	Ch.8
pancreat/o	pancreas 胰腺	Ch.6
para-	beside 旁，near 附近，abnormal 异常	Ch.10
-para	woman who has given birth 产妇	Ch.13
parathyroid/o	parathyroid gland 甲状旁腺	Ch.10
-paresis	partial paralysis 轻瘫	Ch.9
-partum	birth, labor 分娩	Ch.13
path/o	disease 疾病	Ch.12

Prefixes, Combining forms and suffixes	English & Chinese Meanings	Chapter
-pathy	disease 疾病	Ch.2
ped/o	foot 足，child 儿童	Ch.4
pelv/i	pelvis 骨盆	Ch.11
pen/o, phall/o	penis 阴茎	Ch.13
-penia	deficiency 减少，缺乏	Ch.7
-pepsia	digestion 消化	Ch.6
per-	through 通过	Ch.3
peri-	around, surrounding 周围	Ch.3
pericardi/o	pericardium 心包	Ch.7
-pexy	surgical fixation 固定	Ch.6
phag/o	eating, swallowing 吞噬	Ch.6
phak/o, phac/o	lens 晶状体	Ch.15
pharyng/o	pharynx 咽	Ch.8
-phasia	speech 言语	Ch.9
-phil	having an affinity for 亲，嗜	Ch.7
phleb/o, ven/o	vein 静脉	Ch.7
-phobia	fear 恐怖症	Ch.9
-phonia	sound 声	Ch.8
phot/o	light 光	Ch.15
phren/o	diaphragm 膈	Ch.8
-phrenia	mental condition 精神，意志	Ch.9
-phylaxis	protection 保护	Ch.12
-physis	growing, growth 生长	Ch.4
phyt/o	plant 植物	Ch.12
-phyte	growth 生长物，plant 菌，植物	Ch.14
pil/o, trich/o	hair 毛发	Ch.14
-plasty	surgical repair 成形术	Ch.5
-plegia	paralysis 麻痹	Ch.9
-pnea	breathing 呼吸	Ch.8
pneum/o, pneumon/o	air 气，lung 肺	Ch.8
pod/o	foot 足	Ch.4

Prefixes, Combining forms and suffixes	English & Chinese Meanings	Chapter
-poiesis	formation, production 形成	Ch.11
-poietin	substance to promote the production 生成素	Ch.11
poli/o	gray matter 灰质	Ch.9
poly-	much, many 多	Ch.11
pont/o	pons 脑桥	Ch.9
-porosis	hole or cavity formation 空洞形成, loosening 疏松	Ch.4
presby/o	old age 老年	Ch.15
priv/o	deprivation, deficiency 缺乏	Ch.10
proct/o	anus and rectum 肛门直肠，肛肠	Ch.6
prostat/o	prostate gland 前列腺	Ch.13
pseud/o	false 假的	Ch.12
psych/o	mind 心理的，精神的	Ch.9
-ptosis	falling, downward displacement 下垂	Ch.11
-ptysis	spitting 咳	Ch.8
pulmon/o	lung 肺	Ch.8
py/o	pus 脓	Ch.8
pyel/o	renal pelvis 肾盂	Ch.11
-pyesis	suppuration, pus formation 化脓	Ch.12
rachi/o	spinal column 脊柱	Ch.4
radicul/o	nerve root 脊神经根	Ch.9
rect/o	rectum 直肠	Ch.6
retin/o	retina 视网膜	Ch.15
retro-	behind 在……之后	Ch.11
rhabd/o	rod-shaped 杆状的	Ch.5
rhin/o	nose 鼻	Ch.8
-rrhage, -rrhagia	bleeding 出血，流血	Ch.7
-rrhaphy	surgical suture 缝合术	Ch.5
-rrhea	flow 流，溢	Ch.10
-rrhexis	rupture 破裂	Ch.11
salping/o	eustachian tube 咽鼓管	Ch.15

Prefixes, Combining forms and suffixes	English & Chinese Meanings	Chapter
salping/o	oviduct, fallopian tube 输卵管	Ch.13
sarc/o	flesh 肉	Ch.5
-schisis	fissure, split 开，裂	Ch.4
schiz/o	split, divided 分裂	Ch.9
scler/o	hard 硬，hardening 硬化，sclera 巩膜	Ch.14，15
-sclerosis	hardening 硬化	Ch.7
seb/o	sebum 脂，sebaceous gland 皮脂腺	Ch.14
semin/o	semen, seed 精液	Ch.13
sept/o	septum 中隔	Ch.7
sider/o	iron 铁	Ch.7
sigmoid/o	sigmoid colon 乙状结肠	Ch.6
-sis	action 行为，condition 状态	Ch.2
somat/o	body 身体	Ch.5
-spadias	cutting, tearing 裂	Ch.13
-spasm	involuntary contraction 痉挛	Ch.5
sperm/o, spermat/o	sperm, semen 精子	Ch.13
sphincter/o	sphincter 括约肌	Ch.5
sphygm/o	pulse 脉搏	Ch.7
spir/o	breathing 呼吸	Ch.8
splen/o	spleen 脾	Ch.12
spondyl/o, vertebr/o	vertebra 脊椎	Ch.4
spor/o	spore 孢子	Ch.12
squam/o	scale 鳞，鳞屑	Ch.14
-stasis	stoppage, control 停滞	Ch.7
-static	halting, stopping 停，止	Ch.12
-stenosis	narrowing, constriction 狭窄	Ch.8
-stomy	surgical creation of an opening 造口术，吻合术	Ch.6
sub-	below 下，lower than 次于	Ch.3
syn-, sym-	same 相同的，together 一起，共同	Ch.14
synovi/o	synovial membrane/fluid 滑囊膜，滑囊液	Ch.4
tachy-	fast, rapid 急促，过速	Ch.7

Prefixes, Combining forms and suffixes	English & Chinese Meanings	Chapter
tact/o	touch 触觉	Ch.15
-taxia	coordination 协调	Ch.9
ten/o, tend/o, tendin/o	tendon 肌腱	Ch.4
thalam/o	thalamus 丘脑	Ch.9
therm/o	heat 热	Ch.14
thorac/o	chest 胸，胸腔	Ch.8
-thorax	chest 胸	Ch.8
thromb/o	thrombus, blood clot 血栓	Ch.7
thym/o	thymus gland 胸腺	Ch.12
thyr/o, thyroid/o	thyroid gland 甲状腺	Ch.10
toc/o	labor 分娩	Ch.10
-tome	instrument for cutting 刀，切片机	Ch.14
-tomy	incision 切开术	Ch.6
-tonia	tone, pressure 张力	Ch.5
tonsill/o	tonsils 扁桃体	Ch.12
-toxic	poisonous 有毒的	Ch.12
trache/o	trachea 气管	Ch.8
trans-	through, across 经，横跨	Ch.3
tri-	three 三	Ch.3
trich/o	hair 头发	Ch.14
trigon/o	trigone 膀胱三角，triangle 三角	Ch.11
-tripsy	crushing 研碎术，压轧术	Ch.10
troph/o	nourishment 营养	Ch.5
-tropia	turning 转，变向	Ch.15
-tropin	hormone to promote or stimulate 促……激素	Ch.10
tubul/o	small tube, tubule 小管	Ch.11
tympan/o, myring/o	tympanic membrane 鼓膜	Ch.15
-um	structure 结构, organ name 器官名	Ch.2
un-	not, without 不	Ch.3
ur/o	urine 尿, urinary system 泌尿系统	Ch.11
-uresis	urination 排尿	Ch.11

Prefixes, Combining forms and suffixes	English & Chinese Meanings	Chapter
ureter/o	ureter 输尿管	Ch.11
urethr/o	urethra 尿道	Ch.11
-uria	urine 尿，urine condition 排尿情况	Ch.11
vaccin/o	vaccine 疫苗	Ch.12
valvul/o	valve 瓣，瓣膜	Ch.7
varic/o	varicose, swollen and twisted veins 静脉曲张	Ch.13
vas/o	vessel 管，vas deferens 输精管	Ch.13
ventricul/o	ventricle 室（心室，脑室）	Ch.7
venul/o	small vein 小静脉	Ch.7
vesicul/o	seminal vesicle 精囊	Ch.13
vestibul/o	vestibule 前庭	Ch.15
vir/o, vir/u	virus 病毒	Ch.12
viscer/o	viscera, internal organs 内脏	Ch.10
vitre/o, hyal/o	glassy 玻璃样的，vitreous body 玻璃体	Ch.15
xanth/o	yellow 黄色	Ch.14
xen/o	foreign 异，strange 外来的	Ch.12
xer/o	dry 干燥	Ch.14
zo/o	living being, animal life 活体	Ch.13